AF314259

# FÉLÉBRIOLOGIE,

## OU

## DISSERTATION

### PHYSIQUE, MORALE, POLITIQUE, MÉDICALE,

SUR L'ALLAITEMENT DES ENFANS NOUVEAUX-NÉS ;

CONTENANT *la Méthode d'Allaitement artificiel avec le lait des animaux orgé et froid* ;

PAR J.-P. HARMAND DE MONTGARNY,

Docteur en médecine de l'Université de Montpellier ; Associé-Correspondant de la Société de Médecine-Pratique de la même ville ; de la ci-devant Société royale de Médecine de Paris ; ancien Médecin des Camps et Armées, et des Hôpitaux civils et militaires, etc.

*Plurima exempla asserti veritatem sufficienter probant et illustrant.*

TROISIÈME ÉDITION.

A CHALONS-SUR-MARNE,

Chez MARTIN, Imprimeur, place du Marché.

1806.

"

Veux-tu bien savoir ce que ton enfant sera;
Ce qui, dans son corps, aux maux le portera;
Puis lequel en son cœur, de vertu ou de vice,
Le plutôt germera? *VOIS CE QU'EST SA NOURRICE.*

( LES ORACLES, stance 19. )

# PROLOGUE
## ÉTHOLOGIQUE
## A LA MATERNITÉ.

*Laudantur simili prole puerperae.*
HORAT. *lib. IV.*

J'AI composé ma *Félébriologie*, avec
l'intention d'être utile aux mères de famille,
en les éclairant sur les dangers de ne pas
remplir, à l'égard de leurs enfans nouveaux-
nés, les fonctions augustes de la maternité.
L'importance de mon sujet ne m'ayant pas
dû permettre de transiger avec des abus et
des préjugés aussi graves, aussi multipliés et
aussi invétérés que ceux que je combats dans
cet opuscule, je n'ai pas dû ménager aucune
de celles qui s'y sont asservies opiniêtrément,
ni par conséquent affaiblir les nuances des
tableaux que je vais leur présenter.

Mais si, parmi le nombre des mères de
famille, dont j'attaque la mauvaise conduite
ou les faux erremens, tant à cause d'elles
que par rapport à leurs enfans et à la société,
il s'en trouvait quelques-unes dont la sensibilité irritable, ou l'amour-propre irascible

fût blessé de la rigueur avec laquelle j'aï
traité des devoirs de l'allaitement, ou des
applications qu'on pourra leur faire des
fâcheuses conséquences que j'ai déduites,
ou enfin des moyens de répression que j'ai
proposés : voici ma réponse. Je leur dirai
que le sentiment profond et exaspéré des
malheurs qu'elles provoquent volontairement
avec une sécurité la plus coupable, dont j'ai
été tant de fois le témoin oculaire, joint à
mon devoir, comme médecin clinique, observateur attentif, interprète et ministre exercé
de la nature dans leurs maladies et dans
celles de leurs enfans, ont dû m'astreindre
à suivre sévèrement la marche que j'ai tenue;
et que je n'ai pas dû être arrêté par aucunes
considérations individuelles, locales, ou
éloignées, qui auraient pu m'écarter de
mon but.

Je dirai à ces mères, dont je ne dois ici
distinguer ni le rang ni l'état dans la société,
que la vérité toute entière de leurs devoirs
et des dangers qu'elles courent en les né-
gligeant, ne pouvait leur être dissimulée,
sans les laisser incertaines sur le parti qu'elles
ont à prendre après l'accouchement. Je leur
dirai que je n'ai pas dû leur rien déguiser

de ma pensée , et de mes remarques sur les effets de leur conduite , lorsque mon ame est si douloureusement affectée par la vue des écueils dont elles s'environnent de toutes parts , et au milieu desquels on les voit se précipiter sans effroi , et y entraîner avec la même témérité leurs enfans.

On jugera de la sincérité de mes vues et de mon vif intérêt pour ces mères égarées et pour leurs misérables enfans , par la franchise avec laquelle je me suis expliqué , et par tous les efforts que j'ai faits dans tout le cours de cet ouvrage , pour leur faire connaître sciemment et très-évidemment , les plus redoutables dangers. J'ai démontré effectivement , d'une manière précise et péremptoire , qu'il dépend presque toujours d'une mère d'établir et d'ordonner les chances heureuses ou malheureuses des bases sur lesquelles reposent l'existence future de ses enfans nouveaux-nés , considérée du côté du physique et du moral , et de se mettre encore elle-même à l'abri des plus terribles et des plus effrayantes catastrophes.

Je dirai à ces mères , que l'Auteur de la nature , en établissant les femmes pour reproduire l'espèce humaine et la former à la santé et aux mœurs , leur a tracé des devoirs les plus sacrés à remplir , et qu'il n'a pu leur suggérer qu'elles pourront s'en écarter impunément , pour contrarier et bouleverser à leur gré le premier intérêt du pacte matrimonial , et hâter de cette manière leur destruction et celle de leur progéniture. Si cela était autrement , n'aurions-nous pas à reprocher à l'Etre suprême une très-grande imperfection dans l'un de ses plus beaux ouvrages.

Certes, c'est par la dépravation de nos mœurs , et par le vice , le relâchement ou le défaut de nos premières institutions sociales ; c'est par les plus fausses inductions *sanitaires* , autant que par les plus perfides insinuations de l'égoïsme , que plusieurs femmes se sont permis d'enfreindre les hautes obligations qu'elles ont contractées dès l'instant qu'elles ont pu s'exposer à devenir fécondes.

Aux motifs ci-dessus, qui supposent chez celles des mères qui ont dévié de l'ordre de la nature , la nullité, ou plutôt la corruption de ce génie intérieur que la conscience , la raison et la religion , donnent du véritable but du mariage , il faut aussi ajouter une autre cause non moins déterminante : c'est le peu de connaissance que la plupart des femmes, au moment où elles deviennent mères pour la première fois, ont acquis sur les dangers de l'insouciance maternelle, et de l'abandon de leurs droits les plus chers et les plus légitimes. Voulant les mettre à portée de connaître par elles-mêmes la gravité et l'étendue de ces dangers, et éveiller continuellement leurs sollicitudes sur la nature de leurs premiers devoirs et sur la grandeur et les bénéfices de leur prérogative, j'ai recueilli, dans cette Dissertation, tout ce qu'une longue expérience, mes observations, mes réflexions et celles de divers observateurs, ont pu me fournir à leur profit et à celui de leurs enfans.

On verra que je n'ai rien négligé pour rendre les faits et les opinions avec tous les caractères et la vérité dont peut être susceptible le pinceau d'un homme qui s'est voué constamment au soulagement de l'humanité souffrante. J'ai choisi les nombreux extraits que j'ai donnés, chez des auteurs qui ont acquis, dans différens siècles, des droits imprescriptibles à la reconnaissance publique, et dont la vieille réputation, autant que la profondeur des idées et la bonté des vues, doivent entraîner spontanément vers leur sentiment.

Si je ne parviens pas, avec des moyens aussi puissans et aussi respectables, à couronner d'un plein succès mes vœux sur l'allaitement, qui sont uniformes avec ceux de tant de personnages si justement célèbres, dont je ne suis aujourd'hui qu'un faible écho, à quoi devrai-je l'attribuer? Devrai-je accuser l'incurabilité de la plus déplorable apathie, dans un siècle démoralisé par des habitudes déréglées et vicieuses, incompatibles avec la dignité et les obligations premières et naturelles d'une bonne et tendre mère? Devrai-je plutôt croire que j'aurai moi-même négligé de présenter assez de moyens de persuasion et de conviction, et qu'il me reste quelque chose à dire ou à faire. N'aurai-je donc pu parvenir à détruire complettement toutes les objections de ceux qui s'immiscent de gouverner les femmes en couches, et d'influencer leurs déterminations, pour les éloigner de leurs devoirs et de leurs principaux intérêts? Cela peut être; et j'avoue que je ne me flatte pas d'avoir déconcerté la critique, et sans doute encore

moins la partialité, la mauvaise foi et l'apé-
deutisme.

Au reste, j'ai très-parfaitement senti,
avec tous ceux qui m'ont précédé dans la
même carrière, combien une semblable entreprise était hérissée de difficultés. J'ai bien
su que j'allais heurter, encore une fois, de
vieilles et astucieuses opinions; que j'allais
froisser violemment une confiance aveugle,
très-opiniâtre, à des usages anciens et accré-
dités sur une routine irréfléchie et perfide,
mais qui est très-accommodante avec les
goûts des femmes du monde, qui sacrifient
tout aux jouissances du moment et aux
penchans de l'égoïsme. Enfin, je ne me suis
pas dissimulé, que par toutes les raisons
ci-dessus, j'allais avoir contre moi les anta-
gonistes les moins traitables et les plus
acharnés à me disputer une victoire que
je désire bien sincèrement, et que j'aurai
tenté de toutes mes forces, sans autre pré-
tention que celle de me rendre utile.

J'ai aussi peut-être trop compté sur une
amélioration progressive et prompte dans
le système de l'éducation physique et morale
des enfans nouveaux-nés, à une époque où,
plus que jamais, tout semble concourir à

faire méconnaître à un très-grand nombre de mères de famille, qui sont au milieu de la fortune ou de l'aisance, cette première de toutes les vertus privées, la maternité. Mais, pourquoi (pourra-t-on m'objecter) ne pas espérer de ramener à la pratique d'une vertu si belle, si précieuse, si utile et si naturelle, celles des mères qui la négligent ou qui ne la connaissent point, lorsque toutefois on leur en fera sentir la nécessité et les avantages? Je répondrai que la chose est d'autant plus difficile, que la plupart de ces mères ne veulent pas donner une éducation et des soins différens de ceux qu'elles ont reçus. Or, il est notoire que, dans presque toutes les familles aisées, l'éducation des filles, depuis leur naissance jusqu'à ce qu'on les marie, est totalement manquée. On ne leur apprend ordinairement rien de ce qu'il faudrait qu'elles sussent premièrement : on ne leur enseigne, au contraire, et presque toujours exclusivement, qu'à vivre dans l'oisiveté ou dans l'indolence : on fixe, en outre, particulièrement leur attention sur l'étude des arts ou des habitudes d'agrément, de parure et de futilité, au lieu de les instruire progressivement des premiers devoirs d'une épouse, d'une tendre mère, et de la bonne direction d'un ménage. Cependant, quelle que soit une mère, elle est toujours à temps, si elle le veut réellement, de se faire instruire de ses premiers devoirs : elle réussira peut-être avec un peu plus de peine ; mais ses soins, vis-à-vis de ses enfans en bas-âge, vaudront toujours mieux que ceux d'une mercenaire.

Ne peut-on pas appliquer ici, pour résumer les réflexions précédentes, ce que dit l'académicien de Londres, dans son livre des *Singularités de la nature* : « Le nombre est très-petit de ceux qui cherchent à s'instruire des ressorts de leur corps et de leur pensée : de-là vient qu'ils mettent souvent l'un et l'autre entre les mains des charlatans : le gros des hommes est dans ce cas, pour les choses qui l'intéressent le plus. La routine les conduit dans toutes les actions de leur vie. On ne réfléchit que dans les grandes occasions, et quand il n'est plus temps. »

Quelques mères de famille, les plus insouciantes ou les plus mal conseillées, vont peut-être s'élever contre mes prétentions, et m'accabler de toute leur animadversion, pour avoir voulu réformer leur manière de se conduire. Cela ne me fera point changer de système, ni de manière de voir. Je serai néanmoins toujours affligé sincèrement de les voir fouler aux pieds les principales obligations de la maternité, et dédaigner de mettre à profit tous les conseils sages que j'ai insérés dans ma *Félébriologie*. Je n'hésiterai jamais de leur en témoigner mes regrets et ma surprise, quand je le pourrai.

Assurément, je serai assez payé d'avoir repris la tâche la plus épineuse et la plus pénible, si je puis faire de nouveaux prosélytes; et je l'espère. J'ai même la confiance de croire que le plus grand nombre des mères qui me liront, bien loin de s'aigrir contre moi et de condamner mes efforts et mes vues salutaires, s'empresseront de concourir par leur exemple et par leurs avis, à faire valoir, et à étayer de tout leur pouvoir, mes principes, mes propositions, et mes conseils félébriologiques.

J'ai beaucoup augmenté cette troisième édition, en y ajoutant plusieurs assertions pratiques, et des preuves matérielles qui ne se trouvent pas dans les deux premières publications de ma *Méthode d'allaitement*,

C'est avec ces diverses additions, que je me persuade pouvoir corroborer de plus en plus tout ce que j'ai déjà publié sur ce sujet.

Je m'estimerai heureux d'avoir pu ainsi étendre mon travail, si je puis le faire encore mieux accueillir. Que ne puis-je déterminer le plus grand nombre de celles des mères de famille, auxquelles je l'adresse spécialement, à reconquérir leurs droits, à ressaisir, d'une main courageuse et ferme, les victimes qu'elles destinaient à être livrées sous la hache des périls dont j'ai le désir le plus ardent de les sauver.

Le devoir et l'honneur de la profession que j'exerce, exigeaient que je traitasse un objet d'une aussi haute importance, avec une attention scrupuleuse : ils demandaient sur-tout que je m'arrêtasse plus particuliè-rement sur les effets directs et indirects, les plus marquans, des abus que j'ai signalés et que j'ai entrepris de détruire ou au moins d'atténuer dans l'intérêt immédiat des parties les plus intéressées. Je crois l'avoir fait, autant que mes lumières et mon expérience ont pu me le permettre, dans les divers rap-ports que la félébriologie peut avoir avec l'ordre physique, l'ordre moral, l'ordre politique et l'ordre médical. J'ai argué avec touté la véracité et l'impartialité qui conviennent à la composition d'une félébriologie pratique ou expérimentale. Mais il m'eût fallu beaucoup plus de moyens d'expression et de dessin que je n'en ai, pour faire en ce genre un ouvrage achevé, et qui ne laissât rien à désirer, sur-tout du côté de la méthode et de l'organisation d'un plan plus régulier et plus convenable peut-être à la chose.

On s'apercevra au contraire, au premier coup-d'œil, que j'ai présenté des faits épars, des conséquences isolées, des réflexions disséminées sans ordre et sans liaison. On verra que je n'ai diversifié mes tableaux, que pour leur imprimer les différentes teintes ou nuances de la douleur, des maux, des vices et des crimes, sans avoir pu y semer d'autres roses que celles de faire entrevoir à la maternité une perspective plus heureuse, plus consolante, et des jouissances pures et solides, lorsqu'elle voudra se tenir dans ses voies naturelles.

J'ai placé mes cadres, que j'ai quelquefois répétés dans la contexture de l'ouvrage, comme ils se sont présentés à ma mémoire et au libre cours de ma pensée ou de l'affection mentale qui me fixait au moment de la composition. Ce n'est peut-être pas ce que l'on eût désiré de trouver dans le développement de mes principes et dans l'application de mes conséquences, de mes réflexions et de mes citations. Je puis m'être trompé, en présumant qu'il convenait à une dissertation de cette nature de s'écarter des règles didactiques ordinaires, afin de ramener, à chaque instant, l'attention des lecteurs sur les principaux caractères cathégoriques de mon sujet.

Je sens que j'aurais eu besoin d'une plume de feu, avec l'éloquence de *Calliope* et le cothurne de *Melpomène*, pour bien rendre et ordonner mes idées ; pour peindre ma félébriologie et l'éthologie maternelle avec les couleurs les plus vives et en même temps les plus poignantes ; pour faire, en un mot, tout ce que la défense d'une si belle cause inspire, et sur-tout pour transporter et sillonner tous les traits dont je suis frappé, jusqu'au fond du cœur de la dernière des marâtres.

Ah ! quelle plus belle cause, en effet, quel plus beau privilége, quel plus doux espoir, et quelle plus agréable satisfaction pour une ame sensible, que celle d'entreprendre ouvertement de soutenir et de réclamer les droits sacrés de la maternité! que celle de se charger de la défense des droits plus saints encore de la première enfance! Quelle plus belle et plus louable occupation que celle de s'employer en faveur de ces innocentes victimes, abandonnées par leurs père et mère au régime et à l'oppression mercenaire! de ces êtres d'autant plus intéressans et recommandables aux sollicitudes de tous, qu'ils sont sacrifiés au moment où ils se trouvent dans l'impuissance de pouvoir s'en défendre et de rechercher eux-mêmes les secours qui leur sont le plus nécessaires. *Hélas!* comme l'a fort bien dit le Pline français, *ils n'ont, dans leur faiblesse, que l'expression des gémissemens, pour demander du soulagement!* (Hist. Nat. de l'Homme.)

# FÉLÉBRIOLOGIE

## ou

## DISSERTATION

PHYSIQUE, MORALE, POLITIQUE, MÉDICALE,

*Sur l'Allaitement des Enfans nouveaux nés.*

« LE lait des animaux, dit *Buffon*, peut suppléer celui des femmes. J'ai vu à la campagne, ajoute-t-il, des paysans qui n'avaient jamais eu d'autres nourrices que des brebis, et ils étaient aussi vigoureux que les autres. » *Hist. naturelle.*

« L'exemple de tous les pays du Nord, dit *l'abbé Rosier* dans son *cours complet d'agriculture*, où les enfans sont nourris avec du lait de vache, quelques exemples particuliers qu'on a eus en France de cette nourriture, doivent rassurer sur une méthode qui effraie d'abord, et qui, bien combinée par les exemples et les avantages qui en résultent, sera adoptée par les personnes capables de réflexion.

» En Russie, en Moscovie, tous les enfans sont nourris avec du lait de vache, tant ceux du prince que ceux du peuple. L'usage de nourrir les enfans avec du lait de femme y est pour ainsi dire inconnu. Les hommes y sont forts et robustes, ils y vivent long-temps et soutiennent bien les fatigues du travail et de la guerre.

» La nature, en donnant du lait aux femelles des animaux, ne l'a pas réservé seulement pour leurs petits ; elle a voulu encore donner aux hommes ce secours dans les besoins les plus urgens. Pourquoi n'en profiterait-on pas ? Il faut cependant convenir que le lait de la mère doit être la nourriture la plus analogue au tempérament et à la faiblesse de l'enfant.

» En France, on y élève les enfans avec du lait de femme ; mais ce sont des femmes étrangères, des nourrices mercenaires, dont le tempérament ne se rapporte aucunement à celui de l'enfant.

» On devrait adopter le système de nourrir avec le lait des animaux ; il tarirait une source inépuisable d'iconvéniens auxquels les enfans sont exposés. Nourris d'un lait pur en lui-même, ils deviendraient forts et robustes ; ils ne participeraient ni aux vices du tempérament, ni à ceux du caractère, qu'ils sucent avec le lait des nourrices. Les maladies du corps, les passions de l'ame, tout passe dans le sang ; et le lait, qui en est la partie la plus essentielle, est reçu par l'enfant, qui reçoit en même temps le germe des infirmités et des passions de sa nourrice.

» La possibilité de nourrir artificiellement les enfans nouveaux nés, dit le docteur *Jean Roy*, *dans les mémoires de la Société royale de médecine*, n'est plus un problème dans l'ordre physique ; c'est une vérité établie sur des autorités qu'on ne peut révoquer en doute, et sur un grand nombre d'observations particulières.

» Les anciens habitans des Canaries faisaient allaiter leurs enfans par des chèvres.

» *Elie Mesnard*, fermier de l'ancien chapitre de Beauvais, avait nourri treize enfans avec le lait de vache, dont onze étaient encore vivans en 1764 ; le plus âgé ayant 52 ans, et le plus jeune 32. »

( 3 )

L'ancienne Société royale de médecine de Paris a distribué, dans sa séance publique du 1.er septembre 1789, par la bienveillance de M. *Decrosne*, alors lieutenant de police, une somme de deux mille francs en médailles d'or, à quinze auteurs de mémoires qui lui avaient été adressés, sur les avantages de l'allaitement artificiel.

Ces excellens et précieux mémoires réunissent tout ce qu'on peut désirer sur cet important objet. Ils sont faits par des médecins et des chirurgiens de réputation, et par des pères tendres et éclairés. Il me suffira d'en donner ici les noms pour avoir l'idée de ce que peut être leur travail, et y prendre toute la confiance qu'il mérite.

Dans la première classe des mémoires, on y trouve MM. *Iberti*, docteur en médecine, résidant à Edimbourg, en Ecosse; *Jurine*, chirurgien de l'hôpital de Genêve; *Percy*, chirurgien en chef des armées; *Hervet*, chirurgien à Montdoubleau.

Dans la seconde classe, ce sont MM. *Guegot de Traoulen*, docteur-médecin à Ingrande; *Dufau*, docteur-médecin à Dax; *Dufour*, docteur-médecin à Noyon; *Desgland*, maître en chirurgie à Lille; *Strack*, professeur de médecine à Mayence.

Dans la troisième classe, ce sont MM. *Ducoudray*, aux Sables d'Olonne; *Maron*, maître en chirurgie à Sompuis; *Lebrun*, maître en chirurgie à Orban.

Dans la quatrième classe, MM. *Bonin*, à Clisson; *Sacombe*; *Pallet*, avocat à Bourges; *Renou*, maître en chirurgie à Fougères; *Moulet*, médecin à Montauban.

En Italie, M. *Bardini*; en Angleterre, MM. *Underwood* et *Armstrong*; en Russie, M. *Betzki* en France, la Faculté de médecine de Paris, et MM. *Lebrun, Lascazes de Compayré, Desessarts* et plusieurs autres ont publié divers ouvrages sur les avantages et les succès de l'allaitement des enfans avec le lait de divers animaux ; d'où on doit conclure que l'allaitement artificiel a été employé depuis très-long-temps dans plusieurs provinces de France, ainsi qu'il l'est encore dans divers cantons de l'Allemagne, de la Suisse, de l'Italie, de la Suède, de la Prusse, en Moscovie, en Angleterre, en Islande, et dans la Zélande, etc., etc.

En citant les divers auteurs ci-dessus, je ne prétends pas en faire autant d'approbateurs de la méthode, puisqu'aucun d'eux ne recommande l'allaitement avec le lait orgé froid, de la manière dont je le fais préparer.

Aussi, je n'ai rapporté ces diverses autorités que pour faire mieux sentir les avantages de l'allaitement artificiel sur un allaitement mercenaire, dont je ferai voir tous les dangers dans le cours de cet ouvrage. Ma méthode diffère de celle usitée dans ces différens pays par le mode d'administration, et non par le moyen ou la nourriture de l'allaitement.

Cette dissertation a été publiée la première fois par la voie du journal de médecine de M. *Bacher, cahier de décembre* 1791, *volume* ), sous le titre d'*allaitement artificiel*. Elle été imprimée en 1793, sous le même titre, sur la demande de quelques autorités constituées dans les départemens de la Meuse et de la Moselle, pour être distribuée et répandue dans lesdits départemens.

A cette dernière époque, l'allaitement artificiel avec le lait de vache orgé froid avait eu les plus heureux succès sur plus de trois cents enfans ; mais aujourd'hui, on en compterait plus de mille dans lesdits départemens, qui en ont été nourris.

Ma fille, actuellement âgée de quinze ans, et qui a constamment joui de la plus belle santé et d'une forte constitution, en est un des premiers exemples. Je l'ai déjà annoncé dans le journal de médecine précité, volume 89 : elle était alors au cinquième mois de l'allaitement, et présentait tous les phénomènes du plus heureux développement, le plus bel embonpoint, la force, la vivacité et le beau coloris d'un enfant de dix mois bien nourri et bien portant.

Comme il y a très-long-temps que je n'ai plus aucun exemplaire de l'édition de 1793, qui a été tellement disséminée qu'on peut difficilement s'en procurer même des copies, sur tout dans le département de la Marne où j'ai pris mon domicile depuis quelques années, je me suis trouvé plusieurs fois dans la nécessité d'en donner des notes aux femmes auxquelles j'ai conseillé cette sorte d'allaitement, tant à la ville qu'à la campagne.

Mais ces notes ne pouvant être aussi étendues et aussi répétées qu'il serait nécessaire pour remplir mon objet, c'est-à-dire, pour propager et faire adopter cette sorte d'allaitement dans les lieux où il n'est pas connu, et dans les cas où il doit être pratiqué, j'ai cru devoir faire la nouvelle édition que je publie aujourd'hui. J'y fais connaître, comme dans les précédentes, mon sentiment sur l'allaitement mercenaire et sur ses fâcheux effets par rapport à la mère et à l'enfant.

Je serai pleinement satisfait si, par cette nouvelle

publication de ma méthode et de mes principes sur l'allaitement naturel et artificiel, j'ai pu prouver aux habitans de ce département auxquels je l'adresse spécialement , et à tous autres à qui elle pourra être utile, l'étendue de mon zèle pour la chose publique à laquelle je me suis particulièrement voué dans les différens rapports qu'elle peut avoir avec une profession que j'exerce depuis plus de trente ans.

Je dois déclarer encore qu'en donnant au public cette instruction sur l'allaitement artificiel, dont le succès m'est assuré par une expérience de vingt années, je n'ai jamais prétendu fournir aux mères les moyens de ne point allaiter de leur lait leurs propres enfans quand elles le pourront ; ce dernier allaitement devant avoir la préférence. Car, comme le dit fort bien *Rosen de Rosensthein*, médecin suédois , dans son *excellent traité des maladies des enfans :* « La plus avantageuse des nourritures est sans contredit le lait de la mère. Un enfant se trouve toujours assez bien, ajoute-t-il , lorsqu'il est allaité par sa mère , quoique le lait n'eût pas toutes les qualités qu'on a coutume de requérir pour le trouver bon. Au contraire, un enfant étranger à sa nourrice se trouve bientôt mal de son lait. »

Je suis tellement convaincu des avantages et de la nécessité de l'allaitement maternel, que je ne me suis déterminé à faire cette nouvelle édition de ma méthode qu'après y avoir ajouté un plus grand nombre d'observations pratiques, et les plus fortes réflexions sur les dangers d'y renoncer. Elles devront, au contraire, ramener les femmes à ce premier devoir de la maternité, dans le cas où elles s'en seraient écartées sans les raisons les plus urgentes.

Je me suis étayé par tout, dans le cours de
cet ouvrage, de l'opinion et de l'avis des meilleurs médecins et chirurgiens, et des meilleurs
philosophes, tant anciens que modernes, qui
ont traité cette partie de l'hygiène, que j'appelle
félébriologie. J'ai transcrit mes auteurs littérale-
ment pour ne rien affaiblir de leurs idées et de
leurs sentimens, et en faire mieux sentir la con-
cordance. Ce *consensus* unanime, fondé sur
l'expérience et l'observation de plusieurs siècles
dans divers pays, devant imprimer plus de force
et plus de vérité à mon opinion personnelle et
à mes principes, je ne pouvais me couvrir d'une
égide plus sure contre les fauteurs des abus que
je vais combattre, et contre les détracteurs de
ma méthode, si aucuns pouvaient se montrer
pour en décrier les avantages et improuver les
motifs qui m'ont engagé à la rendre publique.

Le moyen que j'offre aux mères ne doit servir
qu'à celles qui ne peuvent allaiter de leur lait.
C'est pour leur ôter tous prétextes d'éloigner de
chez elles, et de leur surveillance immédiate,
leurs enfans pendant les premières années de la
vie ; c'est pour les empêcher de confier et livrer des
êtres si intéressans, et qui doivent leur être si
chers, à des nourrices mercenaires dont l'usage
est devenu trop commun en France depuis le
commencement du seizième siècle ; usage désas-
treux, et qui ne s'y est introduit, comme dans
l'Empire romain et chez les Spartiates , qu'à
l'époque de cette dépravation des mœurs et de ces
déréglemens politiques qui précèdent la chute
des nations.

Si quelques femmes, et c'est le plus petit
nombre, ont des raisons légitimes qui les forcent
à ne pouvoir nourrir leurs enfans de leur lait,

rien ne doit sans doute les obliger à les abandonner à une nourrice mercenaire, quand elles pourront les nourrir autrement; rien ne doit les dispenser de surveiller elles-mêmes tous les premiers momens de la vie de leurs enfans, parce que comme le dit *Buchan*, médecin anglais, dans sa *médecine domestique* : « C'est dans cette période de notre vie que s'établissent les fondemens d'une bonne ou d'une mauvaise constitution. »

Toutes les mères qui se conduisent différemment, et c'est la majorité de celles qui ont de l'aisance et de la fortune, sont très-condamnables. Toutes les mères, oui toutes, sont obligées, par devoir, par conscience, par religion, par sentimens de nature, et par la raison même de leurs propres intérêts et de ceux de leurs enfans, de ne jamais souffrir que ceux-ci soient éloignés de dessous leurs yeux pendant le temps de l'allaitement.

Examinons particulièrement toutes les conséquences de cette conduite dans les différentes manières de l'exécuter.

Quelques femmes riches, qui ne peuvent ou ne veulent point nourrir de leur lait, prennent le parti d'avoir chez elles une nourrice à gage. Mais outre que cet allaitement, qui est le plus souvent un objet de luxe, est toujours fort dispendieux, et ne se trouve à la portée que d'un très-petit nombre de femmes, ce qui le rend peu praticable, il est encore sujet à plusieurs inconvéniens auxquels il n'est pas toujours facile de parer.

Ces inconvéniens, presque toujours majeurs, appartiennent à l'état physique et moral de la nourrice, qui, n'ayant vendu son lait et son temps que pour avoir de l'argent, n'a pas renoncé pour cela à ses affections particulières, à ses allures et à ses passions. D'ailleurs, quelque bien que soit une nourrice à gage, quelque soin qu'on ait d'elle, et c'est peut-être ce qui lui nuit davantage, elle n'est point exempte d'ennui, de peines, de chagrins et de maladies, qui, quoique légères et ordinairement dissimulées autant qu'elle le peut, n'en altèrent pas moins son lait comme sa manière d'être habituelle, ce qui influe plus ou moins sur la santé de l'enfant.

L'allaitement artificiel est au contraire plus facile, peu coûteux, et présente des avantages et des succès plus réels. Il est à la portée de toutes les classes de la société, et il ne peut être troublé par les causes et par les circonstances que je viens de désigner dans la position et l'état d'une femme salariée. Mais ces avantages sont inappréciables et toujours plus surs, si cet allaitement est exécuté sous les yeux et dans le domicile d'une mère intelligente et soigneuse.

Cependant, quoique cet allaitement artificiel ait de plus solides avantages et moins de risques à courir pour l'enfant que dans l'allaitement mercenaire ; cependant, quoique je l'aie toujours vu réussir, même sur des enfans qui annonçaient au seul aspect le dernier degré de dépérissement, une habitude de corps altérée et flétrie par l'action de quelques vices innés, ou par des maladies déjà acquises par les mauvais effets d'un premier lait, je ne le proposerai jamais comme devant suppléer en tous points l'allaitement de la mère, quand celui-ci pourra avoir lieu sans risques pour elle et sans craintes pour l'enfant.

Une mère, quel que soit son rang, sa fortune, son état civil et sa position dans la société, ne doit point s'écarter de la loi de la simple nature, qui prescrit l'allaitement à toutes les femelles des animaux qui en portent les organes, à moins qu'elle n'en soit empêchée par vice de conformation desdits organes, ou par quelques maladies vraiment et essentiellement nuisibles à l'allaitement.

« Il n'est rien, dit *Buchan*, de si contraire à l'ordre de la nature que de voir une mère, ou se croire au-déssus des soins qu'elle doit à son enfant, ou assez ignorante pour ne pas connaître les devoirs qu'il exige d'elle. La nature entière n'offre rien de semblable. Tous les autres animaux nourrissent leurs petits, et on les voit tous venir à bien. Si les animaux faisaient élever leurs petits par des étrangers, on les verrait partager le sort des enfans de l'espèce humaine. Une femme, ajoute-t-il, qui abandonne le fruit de son amour, aussitôt qu'il est né, aux soins d'une mercenaire, doit perdre pour jamais le nom de mère. »

La femme qui refuse donc d'allaiter son enfant de son lait, sans des empêchemens d'urgence, devient par ce fait une vraie marâtre. Elle exerce envers son enfant un acte d'insouciance, ou plutôt de cruauté qu'on pourrait qualifier d'assassinat ou d'infanticide. En effet, les enfans ainsi traités, et livrés à des mains étrangères pour être nourris, périssent le plus souvent d'une manière plus ou moins prompte et douloureuse; et s'ils échappent à la mort, ils ne le doivent qu'à la force de leur complexion, ou à quelques hasards heureux qui les ont mis à même de tomber entre les mains d'une bonne et véritable nourrice.

Mais une mère, en refusant d'allaiter, ne se prive-t-elle pas de la plus douce jouissance, celle même qui fonde et forme le plus bel et le

premier apanage de la tendresse maternelle?
« *Blanche de Castille*, épouse de Louis VIII,
roi de france, mère de saint Louis, nourrit et
éleva tous ses enfans au douzième siècle. Elle
s'acquitta même de ce devoir avec une tendresse
qu'elle portait jusqu'à la jalousie. Pendant une
de ses maladies, une dame de la cour ayant
donné à téter à son fils, *Blanche* mit le doigt
dans la bouche du petit prince, et lui fit rendre
le lait qu'il avait pris. Comme cette action un
peu vive étonnait ceux qui se trouvaient présens :
*Eh quoi!* leur dit-elle pour se justifier, *pré-
tendez-vous que je souffre qu'on m'ôte le titre
de mère, q ie je tiens de Dieu et de la nature?* »
( *Dictionnaire historique.* )

Ce n'est pas tout, la mère qui ne nourrit pas
exerce encore envers elle-même un acte de violence et de dépravation sur son propre tempérament , qui expose toutes les parties de son
corps à devenir successivement la proie nécessaire
à l'ennemi qu'elle s'est fait ( la matière laiteuse
retenue et épanchée ), et qui désormais ne la
quittera plus.

Le lait, devenu dès-lors étranger dans la composition des fluides circulants et secrétoriés, imprime bientôt aux organes qu'il baigne, et sur
lesquels il se cantonne, des effets plus ou moins
marqués dans l'économie animale, qui enlèvent
en peu de temps, quelquefois sans retour, tout
le bénéfice d'une heureuse et belle santé. Il
donne naissance à des symptômes et à des maladies plus ou moins graves, aigües ou chroniques, qui plongent une femme dans un abyme de
maux et d'infirmités presque toujours doulou-
reuses, souvent dégoûtantes, ordinairement rebelles, et contre lesquelles les secours de la médecine échouent fréquemment.

« Ainsi , dit *Rosen de Rosensthein* , une mère, jalouse de son devoir le plus essentiel, doit allaiter son enfant ; d'ailleurs elle y gagne beaucoup : elle passe au moins le temps de ses couches plus aisément. Elle évite en général la fièvre de lait et les éruptions cutanées, l'inflammation de la matrice, accidens assez fréquens lorsque le lait se jette à ce viscère. Elle se garantit aussi des tumeurs laiteuses aux aînes, qui viennent souvent à suppuration, avec les suites les plus fâcheuses des fleurs blanches, qui résultent d'un épanchement laiteux. »

Mères, voulez-vous connaître une partie des autres maux anxquels vous vous exposez volontairement, en supprimant d'une manière aussi inconsidérée votre lait après la couche ?

La première maladie que je vous signalerai, et qui enlève quelquefois une nouvelle accouchée peu de temps après sa couche, c'est la fièvre puerpérale aigüe ; et les femmes qui n'allaitent point y sont toutes exposées. Celles qui ne l'éprouvent pas d'une manière violente et aussi promptement funeste n'en sont pas moins atteintes. Les symptômes se manifestent ici à la vérité avec une marche plus lente, plus isolée, ou avec un appareil plus dissimulé, parce que la matière laiteuse qui les fait naître est peut-être moins abondante, ou moins énergique, ou plus disséminée que dans le premier cas où elle se déploie immédiatement sur la matrice et les autres viscères du bas-ventre, qu'elle conduit en peu de jours, et quelquefois en peu d'heures, à l'état inflammatoire et gangreneux.

Aucune femme, lorsqu'elle ne nourrit pas, n'est donc exempte de la fièvre puerpérale ou laiteuse , soit aigüe , soit lente ou partielle.

Ces dernières sont les plus ordinaires et les plus communes, et elles sont excitées par les efforts d'un ennemi plus faible, ou seulement retranché sur quelques organes, sur ceux mêmes qu'il a trouvés plus disposés à le recevoir, soit à cause de la débilité de leur contexture, soit à cause de la diathèse particulière de quelques humeurs dont il suit le secrétoire, et avec lesquelles le lait vient s'assimiler plus facilement.

C'est de la fièvre puerpérale ou laiteuse que naissent, à la suite des couches, les fleurs blanches, les pertes habituelles, le dérangement des règles. Elle produit encore les maux de nerfs, les accidents ou symptômes hystériques, les convulsions, les maux de tête rebelles, la folie, la perte de la mémoire, la carie et la chute des dents, les palpitations fréquentes, l'aphonie ou perte de la voix, la phthisie pulmonaire, la cécité ou perte de la vue, la surdité, la paralysie de quelques parties du corps; des affections de la peau incurables le plus souvent, telles sont les dartres, les érysipèles périodiques, la gale, les *rosaces* ou échauffures permanentes au visage, et qui rendent une femme hideuse; les maladies aphtheuses habituelles, la fièvre milliaire, la fièvre pourprée, etc.

Les engorgemens aux seins, aux aisselles, aux aînes, aux articulations, à la matrice, qui souvent dégénèrent en skires, en cancers, en ulcères; les empâtemens et les obstructions à l'estomac, au foie, à la rate, au pancréas, au mésentère et autres viscères du bas-ventre; la cachexie, l'enflure œdémateuse des pieds, des jambes; diverses espèces d'hydropisies rebelles et le plus souvent mortelles; les flux de ventre ou d'urine chroniques, les suppurations dans le bas-ventre ou dans les muscles de quelques parties du corps, sont encore très-fréquemment occasionnées par la dégénérescence d'une fièvre puerpérale ou laiteuse, qui établi et fixé les stases de la matière du lait, de manière à ne pouvoir plus l'anéantir, sur tout quand on a négligé d'en favoriser la dépuration et l'excrétion dès l'origine de l'épanchement.

A la vérité, quelques femmes sont assez heureuses pour être guéries de quelques-unes de ces maladies par les secours de l'art bien administrés; quelques autres le sont encore, par les efforts et les révolutions de la nature, pendant une autre maladie grave, et qui détermine ou amène un mouvement de fonte ou de dérivation dans la matière laiteuse épanchée, ou par celui de quelques autres acrimonies étrangères; d'autres enfin le sont quelquefois par un changement de tempérament lors de la cessation naturelle des règles. Mais, quelque puissans que soient ces moyens de guérison, leurs effets sont toujours douteux, et il est imprudent de les attendre et même de les solliciter, lorsqu'on peut éviter la maladie. Il arrive aussi le plus souvent que cette attente n'a d'autres succès que celui de soutenir le courage et la patience des malades, jusqu'à l'époque qui doit leur confirmer combien ils sont impuissans, s'ils ne sont pas plutôt une occasion d'aggraver la somme de leurs maux et d'en précipiter le danger.

La fièvre laiteuse, métastatique ou puerpérale, produit encore chez celles qui ne nourrissent pas, une disposition plus ou moins forte aux avortemens, aux descentes de matrice, et presque toujours plus de difficulté et plus de douleurs dans les accouchemens consécutifs, ce qui arrive par le refoulement et le dépôt de la matière laiteuse sur la matrice, sur tout lorsqu'elle a été fatiguée par une couche laborieuse.

Femmes, voilà donc ce que vous gagnez et ce que vous échappez difficilement en renonçant à votre premier devoir en qualité de mères. Ecoutez ce que vous dit à ce sujet M. *Macquart, dans l'Encyclopédie méthodique.*

« Est-il rien, dit ce savant médecin, qui contrarie davantage le vœu de la nature, que la conduite de ces marâtres qui se croiraient humiliées des soins qu'exige la maternité ; de ces femmes dissipées, légères, ignorantes ou apathiques, qui, méconnaissant le plus saint des devoirs, s'exposent à tous les maux réservés à celles qui, malgré le bon état de leur santé, ont pu se résoudre à étouffer le cri de la nature ? On ne rencontre rien de semblable parmi les animaux qui n'ont que de l'instinct : ils nourrissent eux-mêmes leurs petits ; ils leur donnent une existence solide et vigoureuse, et sont ainsi payés de leur tendre sollicitude ; tandis que dans l'espèce humaine on voit périr la moitié au moins des enfans en bas âge, et le plus souvent par la faute de nos mœurs.

« En effet, le mal qui résulte de cet oubli, n'atteint pas seulement la mère qui se l'est justement attiré ; il s'étend encore sur le malheureux enfant qu'elle abandonne. Ce fruit précieux, que des premiers élans de tendresse ont appelé, ou que de vils intérêts ont fait désirer, était accoutumé dans le sein maternel à une nourriture devenue pour lui aussi anologue que nécessaire. Quand le lait d'une mercenaire viendra étayer sa frêle existence, aura-t-il un aliment également approprié à sa constitution et à ses besoins ? non, sans doute :

celui de sa mère seul lui a été destiné, et celui-là seul peut assurer son existence, à moins que des accidens, la faiblesse individuelle et des raisons particulières, ne l'éloignent des avantages de l'allaitement. »

Combien d'enfans périssent tous les jours entre les mains d'une nourrice mercenaire, et qui eussent vécu de longues années, si leurs mères, moins indifférentes, moins ignorantes et moins apathiques sur leur sort, n'avaient point délégué la première et la plus urgente obligation de leur fécondité et du pacte matrimonial !

Combien d'individus de l'un et de l'autre sexe, qui ne jouissent d'un mauvais tempérament et d'infirmités habituelles, et qui, d'un autre côté, ne sont imprégnés d'affections morales, vicieuses, qui désolent leurs parens et la société, que parce qu'ils ont été privés de l'allaitement maternel et des secours immédiats de leurs mères, de leurs parens, pendant la première époque de leur vie ! Quels reproches n'ont-ils pas le droit d'adresser dans la suite à celle qui leur a procuré tant de maux, contre lesquels la médecine, la religion et les lois civiles ne peuvent pas toujours agir d'une manière efficace ! Ah ! puissiez-vous, pères et mères, avoir le courage et l'attention de calculer de sang froid tous les malheureux effets de cette insensibilité, ou plutôt de cette dureté dans votre conduite à l'égard de vos enfans nouveaux nés ! Bientôt vous serez effrayés des remords qu'elle vous prépare, et peut-être le sentiment de vos premiers devoirs se réveillera en vous avec les caractères les plus impérieux et sans doute les plus durables.

Femmes, vous ne serez jamais de bonnes mères ni de bonnes citoyennes, tant que vous dédai-

gnerez de nourrir et élever vous-mêmes vos enfans ; tant que vous souffrirez qu'ils soient en-
levés à vos regards et à vos sollicitudes, pendant
la première jeunesse. Ce précepte, que vous
n'auriez jamais dû perdre de vue, vous est dicté
par la religion naturelle et par les lois divines ;
et vous ne pouvez vous en écarter un seul instant,
sans insulter à la divinité, qui vous a établies
pour régler les premiers modes de l'existence
humaine ; sans vous rendre criminelles de lèze-
humanité, et sans porter atteinte aux fondémens
de l'ordre social et civil, de l'ordre moral et religieux, et de l'ordre politique.

*Lycurgue*, ce législateur philosophe, en dictant
des lois aux Lacédémoniens, huit cents ans avant
J. C., leur disait : « C'est chose de très-grande
importance pour engendrer la vertu au cœur des
hommes, que la nourriture, l'accoutumance et
la discipline, ainsi comme je vous ferai voir et
toucher au doigt tout à cette heure. En disant cela,
il amena devant toute l'assistance deux chiens,
leur mettant au-devant un plat de soupe et un
lièvre vif. L'un des chiens s'en courut inconti-
nent après le lièvre, et l'autre se jeta aussitôt sur
le plat de soupe. Il leur expliqua que ces deux
chiens étoient nés de même père et de même mère,
mais qu'il les avoit nourris si diversement qu'il en
rendit l'un gourmand et goulu, ne sachant faire
autre chose que mal, et l'autre bon à la chasse et à
la queste. » *OEuvres philosoph. de Plutarque.*

Cette observation de *Lycurgue* n'est-elle pas ré-
pétée de nos jours, dans le plus grand nombre
des familles? n'y voit-on pas des enfans, nés de
même père et de même mère, ne se ressembler
que par le nom, et rapporter du nourrissage les

principales nuances du caractère, et des vertus ou des vices de leurs nourrices ?

« Il faut convenir, dit M. *Macquart*, que la première femme qui s'est affranchie sans raison des soins d'une tendre mère, aurait dû être regardée comme l'opprobre de son sexe : et comme les suites d'une pratique aussi malheureuse entraînent beaucoup d'inconvéniens fatals à toute association politique, je crois qu'il serait digne, à tous égards, d'un Gouvernement sage, à qui les plus chers intérêts de la société sont précieux, de faire revivre un usage trop négligé, soit en donnant un juste relief aux bonnes mères, soit en humiliant celles qui auraient dédaigné un usage aussi essentiellement utile au bien physique et moral de l'humanité. »

Chez les Grecs, l'allaitement était regardé comme le devoir le plus indispensable d'une mère, et celle qui refusait de le remplir, en recevait en public, à Athènes, des reproches sanglans. On la traduisait même en justice. Les Chinois ne donnent point d'emploi aux femmes qui ne veulent point allaiter leurs enfans. *Jules César* se mocquait des dames romaines qui portaient sur leur bras des petits chiens au lieu de leurs nourrissons.

Mères, connaissez mieux vos devoirs, et vous ne consentirez jamais à isoler de vous vos enfans, quand ils ont le plus besoin de vos secours, de vos attentions, de vos caresses et de toute votre surveillance, pour leur former un bon tempérament, et pour créer leurs premières affections, qu'ils doivent d'abord diriger vers vous et vers vos époux. D'ailleurs, qui, mieux que vous, peut entendre et distinguer les accens et les cris de la douleur et du besoin, à cet âge où les enfans n'ont point acquis la faculté et l'habitude de s'exprimer par les signes et le langage ordinaires? qui, mieux que vous, sera alors plus empressé à y répondre, à les satisfaire et à les calmer?

Femmes du monde, citadines, c'est à vous que je m'adresse particulièrement ici, parce que vous êtes plus loin de la nature et plus loin de vos devoirs que celles qui vivent dans les dernières classes de la société, à la ville et à la campagne : n'auriez-vous donc reçu plus d'éducation, plus de moyens d'exister, et plus de facilité de subvenir aux besoins et aux jouissances de la vie, que pour vous éloigner davantage des principes et des obligations qui caractérisent la vraie mère ; pour nous présenter tous les jours, dans votre conduite envers vos enfans nouveaux-nés, le contraste le plus frappant et le plus coupable, j'ose dire encore le plus cruel et le plus barbare qui existe dans la nature : contraste qui ne se trouve dans la conduite d'aucunes espèces animalisées, au-dessous desquelles vous vous dégradez nécessairement.

Arrêtons-nous un instant sur ce contraste, et suivons-le depuis son origine, jusque dans ses principaux résultats. Je ne ferai remarquer, dans ma description, que les nuances les plus apparentes et les plus communes de votre conduite, avant et après être devenues mères.

La première pensée, le premier vœu d'une demoiselle qui se marie, est bien certainement de devenir bientôt mère : et ce vœu, qui est presque toujours très-ardent chez les nouvelles épousées, l'est encore davantage chez celles qui jouissent de l'aisance; et il l'est d'autant plus, qu'elles ont plus de fortune ou de prétentions à laisser à des enfans.

Si la première année du mariage se passe,

sans que l'épousée devienne grosse, elle se chagrine ; tout la contrarie, tout la gêne Ses parens, ses amis, et même son mari, lui deviennent tour-à-tour à charge, et elle les traite avec indifférence ; elle ne trouve plus de jouissance dans les choses qui l'amusaient le plus, et vous la voyez souvent renoncer à toutes espèces de plaisir, même à sa société intime, pour se tenir retirée dans l'intérieur de sa maison, où elle pleure et gémit en secret. Quelques femmes vont même jusqu'à faire des pélerinages au milieu du jeûne le plus austère, ou faire dire des messes, des prières, pour demander à Dieu d'exaucer leurs vœux, en les faisant devenir mères ; d'autres se font tirer les cartes, vont consulter des soi-disant devins, ou portent sur elles des amulettes, dans les mêmes vues, et pour savoir si elles deviendront mères.

L'épouse devient-elle enceinte, bientôt la joie est peinte sur son visage, et se manifeste dans toutes ses actions : elle redouble son amour et son affection pour son mari, et ne se trouve bien qu'avec lui, et avec les personnes qui lui parlent où l'entretiennent de son nouvel état ; enfin, elle fait partager à ses parens, à ses amis et à ses connaissances, l'alégresse dont elle est transportée.

En cet état, elle s'enquiert, auprès des femmes qui ont eu des enfans, et dont elle se plaît à être environnée, sur les précautions à prendre pour arriver heureusement au terme de sa grossesse. Vous la voyez éviter soigneusement tout ce qu'elle croit pouvoir ou devoir nuire au développement et à la vigueur de l'enfant qu'elle forme dans son sein. C'est vers lui qu'elle paraît diriger et concentrer ses premières attentions;

et si elle éprouve quelques accidens ou quelques maladies, elle s'en inquiète plus pour le fruit qu'elle porte, que pour elle-même, qu'elle semble oublier durant tout le temps de la grossesse.

Après une grossesse souvent pénible, et quelquefois fâcheuse, cette femme accouche, au milieu des douleurs les plus aiguës, et après un travail toujours violent, et qu'elle a supporté pendant plusieurs heures avec un courage inouï : qu'importe, tous ces maux sont oubliés ; et la mère semble n'avoir plus rien à désirer, dès qu'elle a pu voir et serrer contre ses lèvres, l'enfant auquel elle vient de donner le jour, et sur lequel elle a fondé le bonheur et la prospérité de son ménage.

N'est-il pas naturel de croire que cette mère, qui a eu tant de désirs, de soins, d'inquiétudes et de maux, qui ont altéré plus ou moins sa santé, et qui l'ont mis en danger de perdre la vie pendant l'accouchement, fixera désormais toutes ses sollicitudes sur cet enfant, si chéri avant de naître, et pour lequel elle a versé tant de larmes de tendresse, avant qu'elle eût pu le connaître ?

Ne doit-on pas croire que cette mère, qui a manifesté tant de joie à la naissance de son enfant, et que son mari et la famille ont également éprouvée, s'occupera dès cet instant à l'allaiter, à le nourrir, et à veiller elle-même, avec autant de soin que pendant sa grossesse, à éloigner toutes les causes qui pourraient nuire au développement de ses frêles organes, à la conservation de la vigueur qu'elle lui a donnée, et à l'extension de toutes les facultés naissantes dans ce nouveau corps ; enfin, qu'elle le défendra elle-même constamment et immédiatement contre toutes les atteintes auxquelles il va être exposé pendant les premières années de sa vie ?

Ne doit-on pas croire que cet enfant qui vient ainsi de combler les vœux de toute une famille, et particulièrement ceux de la mère, va devenir l'objet unique des attentions et des sollicitudes de tous? Non : tout le contraire arrive. Celle même qui a tout fait et tout souffert pour avoir un enfant, fera bientôt tout et souffrira tout, pour lui perdre la santé et pour altérer ses dispositions naturelles, si elle ne le précipite pas dans le tombeau.

A peine l'enfant est-il né, qu'on l'éloigne de sa mère, qui consent à s'en séparer, souvent sans contrainte et sans effroi, peut-être même avec un plaisir égal à celui qu'elle avait de le désirer et de le porter dans son sein. Quelle conduite, ou plutôt quelle dégradation! Est-il donc possible qu'une mère puisse ainsi renoncer à ses premiers droits, à ses premiers devoirs, et à ses premières affections, contre le vœu le plus puissant de la nature! Ah! les femelles des animaux, même les plus féroces, ne le souffriraient pas, et quiconque voudrait leur enlever leurs petits, en serait dévoré à l'instant.

Mais, me dira-t-on, l'usage, la mode, le ton, le besoin ou l'habitude de se livrer à des occupations particulières, dans un ménage ou dans un commerce, détournent la plupart des femmes du monde, des artistes, négocians, fabricans, etc. d'allaiter et de nourrir elles-mêmes leurs enfans.

Femmes, je vous arrête. Devez-vous donc connaître, d'autre usage, d'autre mode, d'autre ton, d'autres plus pressans besoins, d'autres habitudes plus naturelles, que ce qui vous retient et vous fixe dans vos devoirs de mères, quand une nécessité aussi instante et aussi impérieuse vous en a fait la loi ? Pourquoi vous êtes-vous donc mariées ? N'est-ce que pour rechercher, dans l'union conjugale, les jouissances et les moyens de satisfaire vos passions, sans en vouloir supporter le fardeau ? Quelle plus douce jouissance voulez-vous avoir, que celle de recevoir ces premiers mouvemens du cœur, ce premier sourire si expressif, si touchant, si doux et si consolant pour le cœur d'une bonne mère ?

Dites plutôt, et cela est bien humiliant pour vous et pour notre humanité, qui réclame depuis long-temps contre une conduite aussi coupable, que vous ne refusez le plus souvent les soins maternels et l'allaitement à vos enfans, que pour vous soustraire à la gêne et à des assiduités régulières, qui contrarieraient votre régime de vivre intempérant, vos plaisirs et vos passions. Dites encore, et nous sommes bien portés à vous croire, que vous craignez de perdre trop tôt, en allaitant ( ce qui n'est très-certainement pas vrai ), la fraîcheur et le coloris de vos traits; que vous craignez d'éteindre la magie de vos charmes séducteurs, en altérant la physionomie des formes organiques de l'allaitement, à laquelle vous prétendez attacher le plus grand prix, comme si la nature ne vous avait dispensé de tels dons, avec plus ou moins de rectitude, que pour n'en faire qu'un vain étalage d'agrément et de séduction.

Imitez les Géorgiennes, qui allaitent leurs enfans, pour leur transmettre leur beauté, leur coloris et leurs grâces; et cependant elles ne perdent rien du plus beau sang de l'espèce humaine, qui est leur apanage : elles conservent au contraire leurs charmes et leurs beaux traits, jusqu'à une extrême vieillesse, après avoir eu même un grand nombre d'enfans.

« La nature , dit M. *Bellexford*, dans sa *Dissertation sur l'éducation physique des enfans*, qui a remporté le prix à la Société hollandaise des Sciences, en 1762, en faisant remonter le suc laiteux aux mamelles, indique suffisamment qu'elle l'a préparé pour cet usage. C'est donc contre ses intentions, que la plupart des femmes, aujourd'hui plus dénaturées que les bêtes les plus féroces, refusent de remplir les devoirs les plus sacrés que leur impose l'état de mère. En vain s'excusent-elles sur leur délicatesse, et sur la nécessité de conserver leurs charmes pour plaire à leurs maris. A quoi ne s'exposent-elles point, en forçant leur lait de prendre une autre route que la nature ne lui a point tracée. Combien ne voit-on pas périr de malheureuses victimes de ce préjugé insensé ! D'ailleurs, qu'on compare le sein d'une nourrice, après qu'elle a cessé d'allaiter son enfant, avec celui de ces mères qui osent sacrifier leurs devoirs à leurs charmes, on verra combien ces dernières se trompent dans leur calcul. Mais ce n'est pas seulement la santé de la mère qui est en danger, celle de l'enfant ne court pas de moindres risques : car, sans parler des différentes maladies qu'une nourrice mal choisie peut lui communiquer, quels ravages ne peut pas faire une nourriture que la nature avoit souvent destinée pour des organes ou plus forts ou plus faibles que les siens ! »

Il est bien vrai, et il faut le dire encore, que quelques femmes sont empêchées de remplir les fonctions augustes de l'allaitement et de la nourriture de leurs enfans nouveaux-nés, parce que les soins qu'ils exigent le jour et la nuit, contrarieraient le repos et la tranquillité de leurs maris, qui s'y opposent ; parce que les assiduités qu'exigent l'allaitement les retiendraient continuellement près de leurs enfans, et priveraient leurs maris de les conduire dans les cercles comme auparavant, c'est-à-dire, de les montrer avec la toilette et le luxe dont elles se servent pour métamorphoser leurs charmes, et faire remarquer leur opulence ; ce que quelques-unes regardent, avec raison, comme la marque la plus distinctive de leurs vertus. Je le dirai avec *Boileau* :

Chacun suit dans ce monde une route incertaine,
Selon que son erreur le joue et le promène.

Malheureusement les hommes, dit *Ducos* dans ses *Considérations sur les mœurs du siècle*, veulent afficher leur bonheur ; ils devraient pourtant sentir qu'il est fort différent de la gloire, dont la publicité fait et augmente l'existence. Les malheureux sont déja assez humiliés par l'éclat seul de la prospérité : faut-il les outrager par l'affectation ?

Il n'est que trop commun de voir des hommes ne se marier que pour faire d'une épouse jeune et jolie, une montre de colifichets, dont ils promènent avec enthousiasme le brillant étalage aux yeux du public, dans la vue de signaler leurs richesses, et de rechercher par là plus de considération ; comme si ce moyen, en donnant la mesure de leurs ridicules prétentions, autant que de la sotte vanité de leurs femmes, pouvait leur mériter autre chose à tous deux, qu'une admiration éphémère ou une adulation jalouse, ironique, quand il ne devient pas encore la raison coactive des désordres et de la perte du ménage,

de la santé et de la fortune des deux époux :
comme si ce moyen, en flattant pendant quelque
temps l'amour-propre, les goûts et les habitudes
d'un mari inexpérimenté ou irréfléchi, peut-être
même les vices d'un dissipateur, auquel il ouvre
en même temps mille routes pour s'éloigner de
son chez lui, et se détacher de sa femme, de ses
enfans et de ses affaires, pouvait jamais suppléer
dans une épouse, celui d'une conduite régulière
et stationnaire, plus conforme aux obligations
du mariage, et plus propre à fixer près d'elle
un époux qui s'égare, et qui ne veut l'entraîner
avec lui, que pour lui ôter tout sujet de reproches : comme si un tel moyen n'était pas évi-
demment opposé à la naissance et à la conservation de cette véritable estime, qui fait honorer
une femme, une mère de famille, mais qu'elle
ne peut acquérir et maintenir, si ce n'est par
sa constance dans l'exécution de ses devoirs, et
en résistant avec une noble fermeté à toutes les
impulsions qui tendent à l'éloigner de ses enfans
et de son ménage.

C'est de cette véritable estime, principe fon-
damental et protecteur de la félicité des époux,
que *J.-J. Rousseau* a dit de la femme, en lui
traçant ses devoirs, « *Que sa dignité est d'être
ignorée ; sa gloire, dans l'estime de son mari :
ses plaisirs sont dans le bonheur de sa famille.* »

Quels que soient au reste les motifs qui dirigent
un mari à l'égard de son épouse, dans la conduite qu'il lui fait tenir ou qu'il favorise, non-
seulement il ne peut qu'être blâmé et répréhen-
sible, d'exiger d'elle l'éloignement de l'enfant
qu'elle vient de lui donner ; mais encore il n'a
pas le droit de s'opposer à ce qu'elle veuille nourrir et élever sous ses yeux ce garant de leur fi-

délité respective et de leur amour mutuel. Ah ! qu'une femme serait encore bien plus louable, si, dès l'instant de sa première grossesse, elle savait opposer les ménagemens qu'exige son nouvel état, aux fantaisies erronnées qui entraînent presque toujours de jeunes époux hors des limites de leur pouvoir, et qui décident souvent de leur sort, pour le reste d'une vie abreuvée de repentir et des tristes souvenirs de leurs premières erreurs !

Quoiqu'il en soit, l'opiniâtreté d'une femme à résister à son mari contre toute conduite éversive de ses devoirs de mère, est toujours infiniment respectable ; et je puis l'assurer, que quelque soit le caractère et les vices de l'homme, elle parviendra, avec de la constance et les moyens persuasifs qui sont en son pouvoir, à le forcer, quand bien même il ne l'aimerait pas, de lui accorder toute son estime et toute sa confiance ; et de plus, bien loin de la détourner de ses intentions et de ses soins, il s'empressera de coopérer avec elle à tout ce qui pourra concourir au bien-être de ses enfans et de son ménage. Bientôt il la préviendra, parce qu'elle aura su lui persuader que les devoirs d'un père ne sont ni moins étendus, ni moins sacrés que ceux d'une mère, auxquels ils doivent toujours s'allier ; et quand il ne pourra pas en partager tout le fardeau, il ne s'avisera plus de la contrarier ni de l'empêcher de les remplir.

Mères ! écoutez sur ce point le savant traducteur de l'*Avis aux femmes enceintes et en couches*, de l'anglais, de *Charles Withe*. « Le refus des maris, dit-il, ne sera jamais tellement opiniâtre, qu'ils ne cèdent enfin aux instances réitérées et au vif empressement que témoigneront leurs femmes de mériter tout-à-fait le nom de mères. Ce que nous osons avancer en cette occasion, est fondé sur ce que nous avons vu : oui, nous connaissons des hommes qui, malgré la répugnance qu'ils avaient d'abord annoncée, n'ont pu résister aux vives sollicitations de leurs épouses, et leur ont permis de suivre librement le mouvement de leur tendresse. Mères sensibles, c'est à vous de suivre un tel exemple : montrez à vos époux tout le zèle qui vous anime ; employez les prières ; joignez aux vôtres, celles des personnes bien intentionnées qui entrent dans vos vues ; ayez recours pour une si belle cause à cet art d'amollir les cœurs, que vous savez si bien mettre en usage, et soyez sûres de la victoire. Qu'il vous sera doux d'entendre ensuite avouer à ceux-mêmes dont vous aurez vaincu la résistance, que vous leur faites connaître des plaisirs dont ils n'avaient pas d'idée, et qu'ils goûtent dans le sein de leur maison, à la vue du spectacle attendrissant que vous leur offrez, des délices qu'ils n'avaient jamais éprouvées jusqu'alors ! »

Quelles que soient les raisons qui engagent dans cette circonstance un mari, à contrarier une épouse qu'il aime, est-il donc dispensé d'aimer aussi l'enfant qu'elle vient de lui donner, et peut-il le lui prouver autrement qu'en partageant, sans contrainte et sans murmure, tous les soins de la maternité, auxquels il peut coopérer?

Un mari croit-il donc qu'il sera moins considéré, et son épouse moins admirée et moins estimée, s'il conduit celle-ci dans la société avec son enfant, et sous le costume plus simple d'une nourrice, environnée de toutes les sollicitudes d'une tendre et soigneuse mère? Et lorsqu'elle ne peut y paraître, doit-il rougir des raisons qui l'en empêchent et qui la retiennent sans cesse occupée de ce qu'ils doivent avoir tous deux de plus cher? Eh! une femme peut-elle se constituer avec plus d'avantage, de dignité et de grandeur, qu'avec le titre, la réputation, et tous les attributs d'une bonne et vraie mère!

Quelque vraie que soit d'ailleurs cette allégaion, qui se trouve dans la bouche de plusieurs femmes qui ont refusé de nourrir, pour ne pas déplaire à leurs maris, qui s'y opposent; je dirai encore que ce prétexte est très-déplacé de leur part. C'est prouver, par un aveu humiliant pour elles, ce qu'elles ont intérêt de cacher au public, et de se dissimuler à elles-mêmes : c'est faire connaître que déja, dans les premières années de leur mariage, elles ont perdu leur empire, et leurs plus beaux droits sur le cœur d'un époux qu'elles ont choisi, puisqu'elles ne peuvent le ramener à leur volonté, dans ce qui doit le plus l'attacher à elles.

Mais, *Jean-Jacques Rousseau* ne nous donne-t-il pas, en peu de mots, le véritable secret de cette allégation, lorsqu'il dit : « J'ai vu quelquefois de jeunes femmes qui feignent de vouloir nourrir leurs enfans. On sait se faire presser de renoncer à cette fantaisie; et on fait adroitement intervenir les époux, les médecins, et sur-tout les mères. »

Il est aussi des femmes qui, avec l'intention bien décidée de nourrir, n'ont point assez de courage pour effectuer cette louable résolution : elles s'en laissent facilement détourner par des suggestions étrangères, par les avis de quelques ignorantes, contre lesquels elles ne savent pas se mettre en garde, en y opposant une volonté ferme.

« S'il se trouve, dit M. *Macquart*, quelques mères parmi les gens aisés, qui soient assez attachées à leurs devoirs, pour déclarer qu'elles veulent allaiter elles-mêmes l'enfant qu'elles portent dans leur sein, souvent une foule d'ignorans, de bavardes indiscrètes, s'efforcent par les plus plats discours, de leur montrer un tombeau presque ouvert sous leurs pas, tandis qu'il n'est creusé que dans leur sotte imagination. Puisque la femme supporte bien une grossesse pénible, comment ne supporterait-elle pas les soins de la nourriture, qui ne sont que gracieux ? Si par une heureuse disposition de cœur, il reste encore à cette femme vertueuse assez de courage pour persister dans sa louable résolution, on préviendra son mari ; et vaincu par le préjugé et sous le faux prétexte de tendresse et d'attachement ou de crainte pour la délicatesse de sa santé, il se rangera du côté des contradicteurs pour s'opposer de tout son pouvoir aux avantages que l'allaitement doit procurer à sa femme et à ses enfans : et s'il fallait encore dans son parti des gens de l'art, on ne manquerait pas d'en attirer quelques-uns par adresse et par détours. Il n'est donc point surprenant que certaines femmes, qui n'ont point de force dans l'esprit, puissent résister à tous ces obstacles, et qu'on rejette sur la faiblesse de la constitution, ce qui n'est qu'une suite de la dissipation et du dégoût qu'on leur inspire pour le plus imposant des devoirs.

» Mais celles, ajoute-t-il, chez qui l'amour maternel aura des droits plus sacrés, ne doivent pas craindre, sur mille propos absurdes dont on fatigue leurs oreilles, sur-tout si elles n'ont pas l'expérience du contraire, qu'elles soient dans le cas de s'épuiser par des veilles très-fatigantes, ni que leur santé puisse être insensiblement compromise. Nous sommes journellement témoins que, par un allaitement bien suivi, si la grossesse n'a pas été orageuse, et si l'accouchement a été heureux, elles peuvent, malgré leur délicatesse, se promettre qu'elles fortifieront beaucoup leur tempérament ; qu'elles pourront se débarrasser de certaines incommodités légères, prendre de l'embonpoint et de la fraîcheur, conserver presque sûrement leur santé pendant tout le temps de l'allaitement, fournir à la sécrétion du lait, d'autant plus aisément, que c'est une liqueur, pour ainsi dire, préparée sans dépense, puisqu'elle n'est presque point animalisée. Une longue et honorable existence, tout le brillant apanage d'une santé parfaite, justifieront leur entreprise, et les récompenseront amplement de ne s'être point trop méfiées de la faiblesse de leur constitution, mais de s'être conformées à l'institution et au plan de la nature. »

C'est souvent loin du domicile de la mère que le nouveau-né est emporté sur une charrette, ou sur le dos de sa nourrice, exposé au chaud, au froid, à la pluie, aux vents et à toutes les intempéries de l'air : le voilà livré entre les mains d'une mercenaire, sans que l'on s'inquiète des événemens du transport : on le trouve bien avec cette mère factice, dont on ne connaît cependant ni la manière de vivre, ni le tempérament, ni le caractère, ni les dispositions morales.

A peine même si l'on s'informe de la qualité et de la quantité de lait qu'elle pourra donner à l'enfant : à coup sûr celui qu'il en recevra à son arrivée chez elle, après avoir été plus ou moins fatiguée de sa charge, quelquefois bien mouillée et bien échauffée, ne peut lui être salutaire. On ne s'inquiète pas d'ailleurs si le lait de la nourrice est ancien, ce qui est le plus ordinaire ; si l'enfant pourra le digérer, et si la nourrice elle-même est dans un état sain. Il suffit qu'elle ait du lait ; il faut que les frêles organes de l'enfant s'en abreuvent et s'en accommodent pendant plusieurs mois, ou même pendant une ou deux années, au milieu des violences, des caprices, de l'incurie, et souvent de la malpropreté de sa nourrice et des nouveaux parens dont on vient de l'environner.

« Le lait trop épais d'une nourrice, dit *Gauthier-Haris*, premier médecin du roi d'Angleterre, en 1745, dans son excellent *Traité des maladies des Enfans*, est très-préjudiciable à la santé des enfans ; et dès qu'une nourrice est sujette à boire du vin, ou des liqueurs spiritueuses, son lait s'échauffe aussitôt, et elle fournit par là à son nourrisson un foyer de chaleur qu'on ne peut éteindre. Si cette même nourrice extrêmement lubrique, souffre pendant ce temps et trop fréquemment les embrassemens de son mari, ses règles lui sont excitées, qui aigrissent et corrompent son lait, et la matière du lait étant portée ailleurs, son lait diminue insensiblement, et l'enfant, se trouvant épuisé par cette mauvaise nourriture, meurt pour l'ordinaire en langueur.

» Enfin, si la nourrice est histérique, je veux dire d'un tempérament trop faible et trop délicat, quoiqu'elle soit chaste et sobre, cependant son lait, devenant trop épais, perd plus tôt ou plus tard ses bonnes qualités. On peut juger de là à quels dangers sont sans cesse exposés les enfans qu'on met en nourrice, et combien la vie

de

de ces innocentes victimes est incertaine entre les mains de ces marâtres. »

Mères, voilà votre enfant chéri confiné pour un temps indéterminé dans une chaumière souvent mal saine, mal située et éloignée de vous ! le voilà livré à toutes les fantaisies d'une mercenaire qui, ne pouvant trouver, dans le prix de son lait, une ressource suffisante pour subvenir à ses propres besoins, à ceux de son ménage et de ses enfans, dont elle a quelquefois un grand nombre, va s'occuper à reprendre des travaux, souvent très-pénibles, qui absorberont la plus grande partie de ses momens, pendant le jour, ou même la nuit : peut-être même elle se refusera encore la nourriture nécessaire pour former un bon lait, en ne s'alimentant que de mauvais pain, salade, légumes, fruits verds, lait caillé ou fromage, viande salée, etc.

Mais, que devient le nourrisson, pendant que la nourrice est occupée à ses travaux ? Ou il est livré aux enfans de cette femme ou de quelques voisines qui, sous prétexte de l'amuser ou de le faire dormir, l'agitent violemment dans son berceau, et le laissent à peine reposer, quand ils ne l'en retirent pas pour le coucher par terre et le maltraiter : ou bien il est emporté par la nourrice, qui l'étend sur la terre auprès d'elle, si elle travaille aux champs ou au jardin, ou bien encore elle le couche sur le terrain humide ou malpropre d'une écurie, d'un atelier ou d'une grange où elle est occupée. L'enfant, ainsi exposé aux rigueurs du temps, aux émanations locales, souvent très-pernicieuses, demeure encore dans la même posture pendant une partie de la journée, baigné et refroidi dans ses ordures, jusqu'à ce que la mercenaire, fatiguée de l'entendre crier et gémir de douleur et de besoins, veuille bien quitter un instant son travail, si elle ne l'a pas fini, pour venir le prendre, le changer en le grondant, et quelquefois elle le bat encore : et pour le faire taire, elle se hâte de le gorger d'une mauvaise bouillie ou d'une mauvaise soupe, le reste de ses enfans, qu'elle a conservée dans un poêlon de fer ou de cuivre, dont les bords sont peut-être couverts de rouille ou de vert-de-gris, ainsi que je l'ai remarqué plusieurs fois : ce qui imprime les plus fâcheux effets sur l'estomac et toute la constitution de l'enfant; enfin, lorsqu'il ne peut plus avaler, la mercenaire lui donne le sein, d'où il ne tire qu'un lait âcre, échauffé et corrompu par un travail forcé, des veilles et la mauvaise humeur, et peut-être le partage-t-elle encore avec son enfant propre ou quelque nourrisson.

Mères, qu'avez-vous fait ? voilà votre enfant tant désiré, et si chéri avant de naître, abandonné, de votre consentement et par votre faute, loin de vous, à l'action continuelle d'une infinité de causes et d'impulsions étrangères, qui vont le conduire, sinon à la mort, au moins à des affections presque toujours graves, plus ou moins aigües ou chroniques, et dont le moindre effet sera de miner peu à peu la bonne constitution que vous lui avez donnée, et de l'amener à un tel état de dépérissement, qu'il s'en ressentira le reste de sa vie, quelle que longue qu'elle soit. Ce n'est pas tout, il aura contracté toutes les manières vicieuses de sa nourrice, de ses enfans, et des personnes qui l'auront surveillé et dirigé durant l'allaitement. « Il en reste, dit M. *Duplanil,* une impression éternelle, qui influe toujours sur l'utilité dont les enfans ainsi élevés auraient pu être par la suite, et sur la manière dont ils se comportent envers leurs parens, envers leurs amis, envers la société. »

Vous avez donné votre enfant à la nourrice, en bon état, et il faut maintenant un miracle, ou tous les effets d'un bon et vigoureux tempérament, pour que vous l'en retiriez sain et sauf.

A peine votre enfant a-t-il fait quelque séjour dans l'exil barbare où vous l'avez envoyé, qu'il commence à maigrir : ses digestions deviennent plus ou moins laborieuses : il vomit souvent ce qu'il prend, et il devient sujet à des dévoiemens fréquens, accompagnés de coliques qui l'obligent à crier une partie du jour et de la nuit : quelquefois ce dévoiement est continuel, opiniâtre, et se change en lienterie ou en flux cœliaque. Le ventre se gonfle, se boursoufle ; il présente un gros volume, et constitue la maladie, qu'on appelle *le carreau* ; tandis que les autres parties du corps sont maigres, décharnées, et constituent la véritable étisie.

Ou bien il survient à votre enfant des mouvemens convulsifs, qui se changent encore en ecclampsie, qui le tue promptement ; ou il devient sujet à la toux catarrale, aux éruptions phlogistiques, telles que la milliaire, les érysipèles emphysémateux, sur-tout au bas-ventre, et qui se terminent souvent par la gangrène aux fesses, aux parties naturelles ; aux maladies aphteuses, connues sous le nom de *muguet* ; à l'angine, aux croûtes laiteuses, à la gale, aux dartres vives, qui finissent par devenir permanentes ou périodiques : enfin, la teigne, les écrouelles, le rachitisme, vulgairement appelé *le nouage*, sont encore le plus souvent les suites de l'allaitement mercenaire, ainsi que les affections scorbutiques, vénériennes, et l'endurcissement du tissu cellulaire, etc.

Peut-être même encore votre enfant est blessé ou mutilé, soit par suite de la violence et de la continuité de ses cris, soit par quelques coups qu'il aura reçus, ou par quelque chute qu'il aura faite, dans le feu ou dans l'eau, ou sur quelques corps durs, par la mauvaise humeur ou par la maladresse de la nourrice ou de ses enfans, ou d'autres personnes auxquelles elle l'aura confié.

Votre enfant languit dans cet état, et la nourrice n'a garde de vous en prévenir, sur-tout si vous êtes éloignées d'elle, parce qu'elle craint que vous ne lui imputiez des torts, et que vous ne lui retiriez son nourrisson, avec lequel elle gagne facilement votre argent, et vos bonnes grâces. Elle laisse donc aggraver le mal, parce qu'elle y trouve son intérêt, soit en n'y apportant aucun remède, soit en employant des moyens inutiles ou dangereux.

Si vous venez voir votre enfant, ou si vous êtes instruites de son état de langueur et de maladie, et que vous en paraissiez inquiètes, on ne manque pas de vous dire ou de vous faire dire que cela n'est rien : on tâche de vous persuader ( et on y parvient, ce qui n'est pas chose difficile vis-à-vis d'une mère qui n'a jamais nourri et élevé d'enfans ) que ce n'est qu'une indisposition passagère ou une maladie de peu de conséquence, à laquelle les enfans de cet âge sont sujets. On impute tout le mal au changement d'air, ou à un accroissement souvent fictif des organes de votre enfant.

On vous dit que tel enfant qu'on vous montre, ou qu'on vous désigne parmi vos connaissances, et qui a aussi été élevé par la même nourrice, ou dans le même endroit, a éprouvé les mêmes maux, les mêmes maladies , dont il a été encore beaucoup plus mal , et qu'il s'est rétabli peu-à-peu en continuant le lait de sa nourrice ; c'est pourquoi on ne manque pas de vous engager , de vous presser , et de vous faire voir comme une nécessité urgente de laisser votre enfant à sa nourrice , comme le seul moyen de le ramener à l'état de santé : on vous fait entendre même que vous devez le laisser bien au-delà du terme que vous aviez d'abord fixé , afin de consolider son rétablissement.

Mères , vous vous laissez séduire par ce tissu de mensonges et d'absurdités , et vous consentez sans nul doute à laisser votre enfant. Vous ne voyez pas ou vous ne voulez pas voir que vous allez empirer tous les maux qui se sont réunis sur lui : vous y consentez, parce que vous n'osez pas retirer près de vous un enfant dont le piteux état vous donnerait beaucoup plus de peine et de soins, qu'il ne vous en aurait coûté d'abord , si vous ne l'eussiez point ainsi abandonné ; vous y consentez, parce que vous redoutez d'avoir continuellement sous les yeux une victime de votre insouciance, dont les cris de la douleur et l'aspect du dépérissement seraient pour vous, à chaque instant, le reproche le mieux mérité , et parce que vous redoutez avec raison de le voir périr bientôt sous vos yeux.

Vous aimez donc mieux, mères coupables, vous étourdir et vous endurcir sur l'entier oubli de vos premiers devoirs : et pour ne pas être forcées d'y revenir, en ouvrant votre cœur à vos premières émotions, et en cédant à un sentiment de compassion que la nature et l'instinct vous inspirent en ce moment, vous venez arrêter définitivement, par une conduite plus coupable encore, la mort, ou le malheur d'un être vers lequel vous aviez néanmoins dirigé toutes vos affections, lorsque vous ne le connaissiez pas dans vos entrailles, et lorsqu'elles lui étaient moins utiles.

Quoi! le cri de la nature, le sentiment de la tendresse maternelle, si expressif et si constant dans toutes les classes des animaux, est donc entièrement éteint dans les premières classes de l'espèce humaine? Oui, n'en doutons plus, et ne cessons de le répéter à la honte de notre siècle, à la confusion des femmes qui ne veulent pas nourrir, à la confusion de leurs maris, de leurs parens, de leurs amis et de tous ceux qui applaudissent à une telle conduite, qui met une mère en révolte ouverte contre elle-même et contre ses plus naturelles obligations.

Mais si l'enfant a eu le bonheur de tomber à une bonne nourrice, il s'y attache, et il transporte à cette mercenaire le premier sentiment de cette vive affection qui attache un enfant à sa mère, et réciproquement : et quand on le retire de sa nourrice, on est fâché de l'indifférence et de l'éloignement qu'il a pour sa véritable mère, et bientôt on cherche à lui faire haïr celle à qui il a les plus grandes obligations ; et comme le dit M. *Landais*, dans sa *Dissertation sur les avantages de l'allaitement maternel*, qui a été couronnée par la Faculté de Médecine de Paris, le 9 décembre 1779, « On ne se fait point de peine de faire entrer le vice dans l'ame d'un jeune enfant : on corrompt de sang-froid à sa naissance ses facultés morales ; et la première leçon qu'on lui donne, c'est une leçon d'une horrible ingratitude. »

Une bonne et véritable nourrice est beaucoup plus difficile à trouver qu'on ne pourrait le penser : peut-être même ne s'en trouve-t-il pas une sur cent, qui réunisse les qualités essentiellement utiles et nécessaires pour faire un bon allaitement.

« Celle qui nourrit l'enfant d'un autre au lieu du sien, dit le philosophe de Genève, est une mauvaise mère : comment serait-elle une bonne nourrice ? Elle pourra le devenir, mais lentement : il faudra que l'habitude change la nature, et l'enfant mal soigné aura le temps de périr cent fois, avant que sa nourrice ait pris pour lui une tendresse de mère. Il résulte un inconvénient qui seul devrait ôter à toute femme sensible le courage de faire nourrir son enfant par une autre : c'est celui de partager le droit de mère, ou plutôt de l'aliéner ; de voir son enfant aimer une autre femme autant et plus qu'elle ; de sentir que la tendresse qu'il conserve pour sa propre mère est une grace, et que celle qu'il a pour sa mère adoptive est un devoir : car où j'ai trouvé les soins d'une mère, ne dois-je pas l'attachement d'un fils. »

» Voulez-vous rendre à chacun ses premiers devoirs, commencez par les mères : vous serez étonné des changemens que vous produirez. Tout vient successivement de cette première dépravation : tout l'ordre moral s'altère, le naturel s'éteint dans tous les cœurs ; l'intérieur des maisons prend un air moins vivant ; le spectacle touchant d'une famille naissante ne touche plus les maris ; il impose plus d'égards aux étrangers : on respecte moins la mère dont on ne voit pas les enfans ; il n'y a point de résidence dans la famille ; l'habitude ne renforce plus les liens du sang ; il n'y a plus ni pères, ni mères, ni enfans, ni frères, ni sœurs : tous se connaissent à peine ; comment s'aimeraient-ils ? Chacun ne songe plus qu'à soi. Quand la maison n'est plus qu'une triste solitude, il faut bien aller s'égayer ailleurs.

« Mais que les mères daignent nourrir leurs enfans, les mœurs vont se renforcer d'elles-mêmes, les sentimens de la nature se réveiller dans tous les cœurs : l'État va se repeupler. Ce premier point, ce point seul va tout réunir. L'attrait de la vie domestique est le meilleur contre - poison des mauvaises mœurs. Le tracas des enfans, qu'on croit importun, devient agréable ; il rend le père et la mère plus nécessaires, plus chers l'un à l'autre ; il resserre entre eux le lien conjugal. Quand la famille est vivante et animée, les soins domestiques font la plus chère obligation de la femme et le plus doux amusement du mari : ainsi, de ce seul abus corrigé, résulterait bientôt une réforme générale ; bientôt la nature aurait repris tous ses droits. Qu'une fois les femmes redeviennent mères, bientôt les hommes redeviendront pères et maris. » [ *Emile.* ]

Femmes, revenez donc à vos devoirs de mères, si vous avez eu la faiblesse et le malheur de vous en écarter : persuadez-vous bien que vous ne donnerez jamais à l'État, à la société de meilleurs citoyens, à vos familles de meilleurs appuis, et à vous-même d'enfans plus soumis, d'amis plus tendres et plus confiants que ceux que vous aurez nourris vous-même dans la première enfance. « J'ose promettre à ces dignes mères, dit *Jean-Jacques Rousseau*, un attachement solide et constant de la part de leurs maris, une tendresse vraiment filiale de la part de leurs enfans, l'estime et le respect du public, d'heureuses couches, sans accidens et sans suites, une santé ferme et vigoureuse, enfin le plaisir de se voir un jour imitées par leurs filles, et citées en exemple à celles d'autrui. »

Oui, c'est en remplissant votre tâche, si naturelle et si honorable, avec toute la vigilance et l'assiduité d'une bonne et tendre mère, que vous trouverez chaque jour dans l'emploi de votre temps et de vos soins, les plus sûrs dédommagemens à vos peines, à vos chagrins et à tous les embarras d'un ménage, par ces émotions et ces élans si doux et si persuasifs de la tendresse filiale naissante, dont vous êtes le premier objet ; vous les trouverez dans les progrès plus rapides de l'accroissement et de la force des organes de vos élèves, et dans une plus heureuse disposition à recevoir les principes moraux et religieux que vous leur inculquerez insensiblement, par vos paroles et par l'influence de vos actions. « La révélation de vos paroles, dit le Psalmiste, porte la lumière et ouvre l'intelligence des petits enfans. *Declaratio sermonum tuorum illuminat et intellectum dat parvulis. ps. 118.* » Cette disposition est bien inappréciable sans doute, parce que sur elle seule repose essentiellement tout le succès d'une bonne éducation, qui est la base de toute civilisation, dont l'objet est de former et maintenir l'unité de la société, et faire le bonheur de la vie de l'homme.

« Chez les peuples de l'ancienne Germanie, dit *Tacite*, les enfans sont allaités par leurs mères, qui n'ont point sous elles d'autres femmes pour en prendre soin ; et c'est ainsi que se forment ces hommes dont nous admirons la taille et la vigueur. »

Le législateur de Lacédémone disait, « Que quand à ce qui est de principale force et efficace pour rendre une cité heureuse et vertueuse, il estimoit que cela devoit être empreint par la nourriture ès cœurs et ès mœurs des hommes, pour demeurer à jamais immuable. »

« La première éducation, dit le Philosophe de la Nature, est celle qui importe le plus, et cette première éducation appartient incontestablement aux femmes. L'éducation de l'homme commence à sa naissance ; avant de parler, avant d'entendre, il s'instruit déja. L'expérience prévient les leçons : au moment qu'il connaît sa nourrice, il a déja beaucoup acquis.

» Du soin des femmes, dépend donc la première éducation de l'homme ; des femmes dépendent encore les mœurs de l'homme, ses passions, ses goûts, ses plaisirs, son bonheur même. »

Au commencement de l'ère chrétienne, *Plutarque* disait, « Qu'il est besoin que les mères nourrissent de lait leurs enfans, et qu'elles-mêmes leur donnent les mamelles : car elles les nourriront avec plus d'affection, plus de soin et de diligence : comme celles qui les aimeront plus du dedans, et, comme l'on dit en commun proverbe *dès les tendres ongles.* Là où les nourrices ou gouvernantes n'ont qu'un amour supposé et non naturel, comme celles qui aiment pour un léger mercenaire. La nature même nous montre que les mères sont tenues d'allaiter et nourrir elles-mêmes ce qu'elles ont enfanté ; car à cette fin, elle a donné à toutes sortes de bêtes qui font des petits, la nourriture du lait.

» Il y a d'avantage, ajoute ce Sage de la Grèce, qu'elles-mêmes en auront plus de charité et plus d'amour envers leurs propres enfans, et non sans grande raison, certes : car le avoir été nourri ensemble, est comme un lien qui estreint

ou un tour qui roidit la bienveillance, tellement que nous voyons jusqu'aux bêtes brutes,
qu'elles ont regret quand on les sépare de celles
avec qui elles ont été nourries. Aussi donc faut-il
que les mères propres, s'il est possible, essaient
de nourrir leurs enfans elles-mêmes; ou s'il ne
leur est possible, pour aucune imbécillité ou indisposition de leur personne, à tout le moins
faut-il avoir l'œil à choisir les nourrices et gouvernantes; non pas prendre les premières qui se
présenteront, ains les meilleures que faire se
pourra, quant aux mœurs : car ni plus ni moins
qu'il faut, dès la naissance, dresser et former
les membres des petits enfans, afin qu'ils crois-
sent tous droits et non tortus, ni contrefaits,
aussi faut - il, dès le premier commencement,
accoustrer et former leurs mœurs, pour ce que
ce premier âge est tendre, et apte à recevoir
toutes sortes d'impressions que l'on lui veut
bailler, et s'imprime facilement ce que l'on veut
en leurs ames, pendant qu'elles sont tendres ;
là où toute chose dure peut aisément s'amollir :
car tout ainsi que les sceaux ou cachets s'impriment aisément en de la cire molle, aussi se
moulent facilement ès esprits des petits enfans,
toutes choses que l'on leur veut faire apprendre; et
il ne faut pas oublier que les autres jeunes enfans
que l'on met avec eux pour les servir ou pour
être nourris quand et eux, soient aussi devant
toutes choses, bien conditionnés, et qui ayent
la langue bien déliée, pour bien prononcer ;
de peur que s'ils fréquentent avec des enfans
barbares de langue, ou vicieux de mœurs, ils
en retiennent quelque tache de leurs vices : car
les vieux proverbes ne parlent pas sans raison,
quand ils disent, *Si tu converse avec un boîteux,*

*tu apprendras à clocher.* » Et comme le dit le poète *Phocyllides* :

Dès que l'homme est en sa première enfance,
Montrer lui faut du bien la connoissance.

( OEuvres Philosophiques. )

Il est aisé de voir, après tout ce que je viens de dire et de citer des autorités les plus respectables, sur les avantages et la nécessité de l'allaitement maternel, que celui - ci doit avoir une préférence exclusive sur tout autre allaitement. Aussi si je propose ici une lactation artificielle, dont je vais donner dans un instant la méthode, je ne puis avoir d'autre intention, que celle de fournir un moyen sûr de suppléer l'allaitement maternel, lorsque celui-ci est impraticable, afin de préserver les enfans nouveaux-nés des malheurs sans nombre attachés à un allaitement mercenaire. J'ai voulu en même temps consoler les accouchées qui ne pouvant allaiter de leur lait, ne consentent à se séparer de leurs enfans, pour les livrer à des nourrices, que parce qu'elles ne connaissent point l'allaitement artificiel, ou parce qu'elles n'en savent point assez les avantages pour l'entreprendre avec confiance, enfin parce qu'elles n'ont point de guide sûr pour les diriger dans l'emploi du lait des animaux.

Plusieurs auteurs que j'ai cités au commencement de cet ouvrage, ont bien publié, dans leurs écrits, les succès et les avantages de la nourriture des enfans nouveaux-nés, avec le lait de divers animaux : quelques-uns ont même donné des règles dans le mode d'administration qu'ils recommandent; et assurément la réputation dont ils jouissent ne peut qu'enhardir les femmes à suivre ces règles, en leur ôtant toute crainte

de ne pas réussir ; mais, où sont ces écrits ?
Ils sont épars et isolés dans quelques biblio-
thèques de médecins, de littérateurs ou biblio-
manes, auxquels ils ne sont pas fort utiles, et
qui ne les communiquent pas. Il arrive de là
que ceux ou celles à qui ces ouvrages seraient
nécessaires, les ignorent ou ne peuvent se les
procurer.

Il n'y aurait qu'un moyen assuré de faire connaître au public ces écrits, ce serait d'en remettre un certain nombre entre les mains des
administrateurs civils dans les villes, afin qu'ils
puissent en distribuer, de temps à autre, dans
les familles où ils jugeraient qu'ils peuvent être
utiles. Par cette voie, les femmes seraient facilement instruites des malheurs attachés à l'oubli
de leurs premiers devoirs de mères, et des moyens
qu'on leur offre pour nourrir leurs enfans, sans
avoir recours à un allaitement mercenaire, qui
serait bientôt proscrit par l'opinion établie sur la
connaissance de ses dangers.

Le Gouvernement y trouverait, sans contredit,
un décroissement considérable dans la mortalité
des femmes et des enfans, et un agent toujours
actif pour opérer la répression des mauvaises
mœurs ; et ce moyen serait d'autant plus précieux, qu'il agirait sur toutes les classes d'une
manière insensible et sans secousse : car quand
il s'agit de fronder contre des abus et des préjugés aussi communs et aussi invérérés que ceux
qui appartiennent à l'emploi aveugle et malheureusement trop facile des nourrices mercenaires,
on ne saurait le faire avec trop de ménagemens,
et le remède doit être en même temps assez
connu et assez répandu, pour pouvoir le rencontrer par-tout à côté du mal.

Au nombre des auteurs qui ont traité de l'allai‑
tement artificiel, on doit joindre parmi les mo‑
dernes le savant M. *Thouret*, célèbre médecin
de la capitale de l'Empire français. Il a donné sur
ce sujet, dans l'*Encyclopédie méthodique*, un
article très-important, parfaitement soigné, et
très-lumineux. Après avoir mentionné quelques
ouvrages qui concernent cette sorte d'allaitement,
au rang desquels sont : *la Manière d'allaiter
les enfans à la main, au défaut de nourrices*,
traduit de l'italien, de *Philippe Bardini*;

Le *Traité des maladies des enfans, avec quel‑
ques avis particuliers pour ceux qu'on nourrit
à la main*, traduit de l'anglais de M. *Underwood*;

Les *Plans et statuts des différens établisse‑
mens ordonnés par Catherine II, pour l'édu‑
cation de la jeunesse*, traduit de la langue russe
de M. *Betzcki*, par M. *le Clerc*;

Le *Mémoire* de M. *le Brun, sur l'avantage
qu'il y aurait à substituer le lait des animaux
à celui de femmes*, inséré dans le Recueil de
la Société royale des Sciences de Montpellier;

Le *Traité de l'éducation corporelle des enfans*,
par M. *Des Essarts*;

La *Conservation des enfans*, par *Raulin*;

Le *Rapport fait à la Faculté de Médecine
de Paris, sur les moyens d'élever les enfans
trouvés*, etc., etc.

Ce Médecin ajoute, « Qu'on ne pouvait douter,
au rapport de quelques auteurs, que cette mé‑
thode n'eût été usitée dès les siècles les plus reculés. Au témoignage d'*Antiphanes*, qui vivait
du temps d'Alexandre - le - Grand, les Scythes
nourrissaient leurs enfans avec le lait des animaux,
et croyaient les préserver, par ce moyen, des
misères auxquelles étaient exposés les enfans

des Grecs nourris par des femmes. Suivant *Raulin*, il était dans toutes les parties du Monde, des provinces, des villes entières, de nombreuses familles qui nourrissoient leurs enfans avec le lait de vache ou celui de chèvre : on voyait tous les jours en Russie, en Danemarck, en Angleterre, en Écosse, en Irlande, en Hongrie, en Allemagne, principalement en Souabe, en Franconie, dans les Cantons Suisses, en Hollande, en Flandre, jusqu'en Canada, des enfans nourris de cette manière. Cet usage, ajoutait-il, s'était rendu général à Montreuil-sur-Mer : on l'observait dans plusieurs autres de nos provinces, notamment à Falaise, et autres lieux de la Basse-Normandie. »

« Suivant M. *Baldini*, les habitans de l'Islande et du Groënland ne donnaient jamais de nourrices aux enfans qui perdaient leurs mères, mais le lait des animaux. *Linnée* rapportait, qu'en Suède, dans la Westro-Bothnie, les paysannes étaient dans l'usage de nourrir leurs enfans avec le lait de vache. On chargeait de ce soin les vieilles femmes, tandis que la mère vaquait aux travaux de la campagne. On ajoutait que la même méthode avait été pratiquée par les habitans des Canaries. *Brouzet* assurait de même que parmi les Moscovites l'usage du lait de femmes était exactement inconnu. »

« M. *Brun* citait, dans son Mémoire, l'exemple de plusieurs enfans élevés avec succès de cette manière : tels étaient les fils de M. *Cayla*, citoyen de Genève, et celui de M. de *Genssonne*, de l'Académie des Sciences de Montpellier; le fils de M. le comte de *Maulevrier*, et madame la marquise de *Rouget*, ou mademoiselle de *Mortemar*, qui elle-même avait élevé trois enfans de cette manière. M. *Rougnon*, professeur à Besançon, conseillait l'usage du lait de chèvre, d'après des faits authentiques. M. *Hérault*, médecin à Châtelleraut, le proposait également, d'après des observations qui lui étaient propres. On trouvait, dans le Mémoire des chirurgiens de la ville d'Aix, l'exemple d'une vingtaine d'enfans devenus adultes pour la plupart, et désignés par leurs noms et leurs demeures, qui avaient été nourris par des chèvres soit dans les villes, soit dans les environs d'Aix. »

Il est donc prouvé, par un très-grand nombre de faits généraux et particuliers, que l'allaitement artificiel a des avantages les plus incontestables, puisque des provinces, des villes et des peuples entiers l'ont préféré à un allaitement maternel, depuis très-long-temps. Sans vouloir m'arrêter à établir et à discuter les raisons qui peuvent avoir décidé l'opinion générale, et fait adopter l'usage exclusif de l'allaitement artificiel en certains pays, je me permettrai seulement de le recommander, et d'offrir ma méthode à ces mères qui, n'ayant point une tendresse fugitive à l'aspect des plaisirs frivoles qui environnent les femmes aisées dans ce siècle d'égoïsme et de perversion morale, sont sincèrement affligées de ne pouvoir nourrir leurs enfans de leur lait, soit parce qu'elles en sont privées, soit parce qu'elles ne peuvent exercer l'allaitement naturel, à cause de vice de conformation, ou d'accidens fâcheux dans les organes lactifères; à ces mères qui ont la volonté ferme de veiller elles-mêmes sur leurs enfans pendant le temps de l'allaitement; enfin, à ces mères qui sont atteintes de maux et de maladies, dont le caractère, et la gravité ou l'incurabilité s'opposent manifestement à la lactation naturelle.

On

On peut réduire ces affections à la pulmonie
confirmée, quand elle n'est qu'accidentelle, et
à la pulmonie commençante, quand elle est héréditaire ; aux maladies virulentes, rebelles, in-
vétérées ; aux spasmes ou convulsions cloniques,
habituelles, régulières, périodiques ; à l'épilepsie.

Diverses observations, prouvant la transmission héréditaire des affections ci - dessus, et
un accroissement, ou la dégénération plus ou
moins prompte, et toujours fâcheuse, de leurs
symptômes, chez celles qui en sont atteintes,
elles doivent, dans tous les cas, renoncer à l'allaitement maternel. Une mère ne doit pas croire
néanmoins que, par cette précaution, elle arrê-
tera la transmission héréditaire à ses enfans d'aucunes de ces affections ; car il n'est plus temps
de s'y opposer, lorsque déja le germe se trouve
inséré nécessairement dans leur idyosyncrasie
organique, depuis l'instant de la formation et du
développement du fœtus dans son sein : mais au
moins elle pourra parvenir par un autre allaitement ( et l'artificiel est ici préférable) à atténuer
cette disposition originaire, et à adoucir les effets
qui en doivent naître pendant le premier accroissement ; peut-être même pourra-t-elle aussi les
changer et les dénaturer, de manière à les rendre
moins rebelles aux secours de l'art de guérir.

Le seul, et sans doute l'unique moyen de
s'opposer à la transmission héréditaire, c'est,
sans contredit, de ne point faire d'enfans lorsqu'on est attaqué de l'une des maladies ci-dessus.
Mais il est presque toujours très-difficile d'empêcher les individus de l'un et de l'autre sexe qui
en sont atteints, de se marier quand ils en trouvent l'occasion, d'autant qu'ils sont toujours plus
portés aux actes vénériens ; ce qui est l'effet de

D

l'excessive mobilité de leurs nerfs, et de la dys-
crase morbifique des humeurs en sécrétion pro-
lifique : la plupart des femmes même, en ce cas,
se persuadent qu'elles y trouveront leur guérison,
sur-tout si elles deviennent mères.

L'expérience a démontré, à la vérité, que quelques femmes atteintes de convulsions cloniques
ou d'épilepsie ont eu le bonheur de trouver leur
guérison en devenant mères. Cet événement, toujours extrêmement douteux, serait un des bienfaits du mariage, si la transmission héréditaire
de la maladie aux enfans, n'en était le prix et
le coupable résultat : elles reportent sur les innocentes victimes, que les élans les plus vifs et
les plus passionnés ont fait naître, une cause
indélébile de la plus déplorable existence, qui leur
fournit encore un sujet de détester à jamais leurs
père et mère.

La politique sage des gouvernemens s'oppose
en divers lieux au mariage des individus de l'un
et de l'autre sexe atteints de l'épilepsie ; mais en
tout pays, les familles et la société, y étant le
plus immédiatement intéressées, devraient y faire
plus d'attention, et faire les derniers efforts pour
l'empêcher.

On concevra difficilement sans nul doute, que
des gens de l'art aient osé conseiller le mariage
à des jeunes filles atteintes de convulsions cloniques et de l'épilepsie héréditaire, comme un
moyen curatif, assuré pour les délivrer de ces
terribles et effrayantes maladies. On se persua-
dera aussi très-facilement, que de tels conseils
n'ont pu être dictés que sur des considérations
particulières d'intérêts pécuniaires, directs ou indirects ; à moins qu'on ne suppose dans leur auteur une ignorance profonde des principes de la

physiologie engénétique, de la morale religieuse, de l'harmonie et de la tranquillité civiles, puisqu'ils sont subversifs des premiers devoirs des médecins, tant envers les familles, qu'envers la société, et envers les institutions politiques auxquelles de tels conseils portent une atteinte simultanée et radicale.

Une longue expérience m'a mis à même de rassembler plusieurs faits qui constatent la transmission héréditaire des convulsions cloniques, et de l'épilepsie même accidentelle. Quelques observations me permettent d'avouer et de reconnaître l'extinction absolue de ces mêmes affections dans le père et la mère, pendant le mariage. Comme médecin, j'ai dû admirer l'efficacité du moyen, sans toutefois en admettre l'infaillibilité. Comme observateur, comme philosophe, comme citoyen, membre de la société, je ne puis que le condamner, et je n'ai jamais balancé à le faire ; car le remède est mille fois pire que le mal dans ses conséquences. L'idée d'une transmission héréditaire d'une maladie invétérée, rebelle, incurable, est tellement horrible aux yeux de quiconque sait réfléchir, que je n'aurais pu me persuader, si je ne l'avais vu plus d'une fois, que des gens de l'art, aient pu consentir, par des conseils anti - religieux et anti-sociaux, à se rendre les instigateurs et proxénètes de mariage dans ces circonstances.

Je me bornerai ici à citer l'observation suivante, et je dirai à ceux qui conseillent le mariage en pareil cas, ou à celles qui sont atteintes de semblables affections, et qui veulent se marier : Méditez l'exemple, et osez passer outre.

Madame de N*** avait éprouvé jusqu'à l'âge

de vingt - quatre ans qu'elle s'est mariée, des
convulsions cloniques, fréquentes, qu'on regar-
dait comme de vrais accès d'épilepsie. Elle avait
été traitée, depuis l'âge de dix ans, par différens
médecins, sans qu'on ait pu parvenir à la guérir.
On lui conseilla de se marier. A peine est-elle
devenue mère, que les convulsions ont diminué
d'une manière très-sensible : elles se passèrent
entièrement au huitième mois de la grossesse :
elle est accouchée très-heureusement d'une fille
bien nourrie et bien vigoureuse, qu'elle allaita
de son lait jusqu'au troisième mois. A cette
époque, il est survenu à l'enfant différentes
attaques d'ecclampsie, qui se renouvelèrent d'a-
bord une ou deux fois par semaine, et ensuite
tous les jours. La mère fut tellement effrayée
des accidens, qu'elle en perdit tout-à-coup son
lait, et devint paralytique d'un bras. Dès-lors,
elle confia son enfant à une nourrice mercenaire,
qui en prit le plus grand soin, et qui était bien
saine. L'ecclampsie parut moins grave et moins
fréquente dans le premier mois, et peu à peu
elle reprit son intensité ordinaire, et devint pé-
riodique.

Cette demoiselle, actuellement âgée de quinze
à seize ans, est déclarée atteinte d'une épilepsie
héréditaire, qui déjà a eu les effets et les suites
les plus fâcheuses, qui lui font désirer chaque jour
d'arriver, dans une attaque, au terme de sa
carrière. Elle est tombée deux fois dans le feu
pendant les accès : les brûlures lui ont rendu
le visage hideux, et lui ont fait perdre trois doigts
et l'ouïe. Depuis qu'elle est formée, les paroxismes
sont plus longs, et reviennent quelquefois plusieurs
fois durant le jour et la nuit, et se terminent
presque toujours par des hurlemens qui ressem-

( 53 )

blent à ceux d'un chien qu'on irrite. Cette jeune
victime, qui est l'héritière d'une fortune considérable, est aujourd'hui séquestrée de sa famille
et de la société : elle est reléguée sous la garde
d'une femme de chambre, qui ne la quitte ni la
nuit ni le jour, dans un cabinet dont les murs
et le parquet sont matelassés.

La mère est morte de douleur, et elle n'a pas
eu heureusement d'autres enfans. On prétend
qu'elle n'avait pas eu de convulsions depuis sa
couche; mais seulement elle était sujette à un
tremblement, qui la saisissait à la moindre peine
qu'elle éprouvait.

Les affections que j'ai désignées précédemment,
en excluant l'allaitement maternel, doivent faire
recourir de préférence à l'allaitement artificiel;
et je l'ai toujours vu satisfaire parfaitement aux
indications qu'on se propose de remplir, celles
d'atténuer les effets de la transmission héréditaire. Je le propose encore pour ces mères, qui
regardent comme un cruel sacrifice le malheur
de ne pouvoir nourrir de leur lait leurs enfans,
et d'être forcées de les livrer à des mains étrangères dans ces premiers momens de leur vie,
où le cri de la nature les appelle à des soins
qu'elles savent bien ne devoir négliger, qu'en
se dépouillant de la première et de la plus belle
prérogative de la maternité. C'est pour ces mères
enfin qui sont trop jalouses de recevoir les premières caresses de leurs enfans, pour consentir,
sans un vrai chagrin, à ce qu'on les éloigne
d'elles à cette époque, la plus critique de leur
existence, et qui voient, dans ce que leurs enfans peuvent leur coûter de peines et d'inquiétudes, le juste acquit de la dette la plus sacrée, et

le nœud qui doit établir et serrer pour jamais les élémens de la tendresse maternelle et filiale.

« L'enfant qui a été élevé sous les yeux de sa mère, dit le Médecin anglais, non-seulement gagne pour jamais son affection, mais encore recueille tous les avantages que procurent les soins maternels. »

L'observation journalière prouve assez la vérité de ce fait, répété peut-être trop souvent dans les familles, où on voit quelques enfans qui ont été nourris par leur mère, tandis que les autres ont été élevés par des mercenaires. Les premiers sont toujours plus attachés à leur mère ; ils en reçoivent à leur tour plus de témoignages de tendresse, et une préférence souvent trop marquée, qui inspirent de la jalousie aux autres enfans, et troublent ou empêchent l'harmonie des familles.

« Quelle autre occupation, dit encore *Buchan*, peut être plus agréable à une mère, que de veiller sur les jours de son enfant ? Peut-il y avoir pour elle un devoir plus important, plus délicieux ?

» Cependant elles lui préfèrent tous les jours les affaires les moins intéressantes, ou les amusemens les plus insipides : preuve évidente de la mauvaise éducation des femmes.

» Mais, tant que cette éducation ne consistera guère qu'à apprendre à se parer et à se montrer en public, nous n'avons rien à attendre d'elles, que l'ignorance, même dans les matières les plus importantes. Si les mères réfléchissaient sur l'influence qu'elles ont dans la société ; si elles voulaient y être sensibles, elles saisiraient toutes les occasions de s'instruire des devoirs qu'exigent d'elles leurs enfans ; car elles sont en possession, non-seulement de donner au corps la forme et les grâces, mais encore de diriger les passions de l'ame. Par elles, les hommes sont ou bien portants ou malades : par elles les hommes sont utiles dans le monde, ou deviennent des pestes dans la société. »

### *Méthode d'Allaitement artificiel simple.*

L'allaitement artificiel se fait avec le lait de vache ou de chèvre. Le premier convient plus généralement aux enfans vigoureux ; le second, au contraire, paraît plus propre à la nourriture des enfans qui viennent au monde dans un état faible et languissant, ou qui se trouvent dans cet état par les mauvais effets d'un allaitement commencé chez une nourrice mercenaire : il convient plus particulièrement à ceux des femmes faibles, valétudinaires et atteintes de maladies de poitrine, et qui sont ordinairement mal réglées, pâles, maigres ; et enfin de celles qui ont quelques affections héréditaires ou virulentes.

Pour pratiquer cet allaitement, je fais couper l'un et l'autre lait avec l'eau d'orge, suivant différentes proportions, réglées sur l'âge du nourrisson, et qui sont établies ci-après.

Le lait qu'on emploie, doit être pur avant de le préparer, c'est-à-dire, tel qu'il sort du pis de la vache ou de la chèvre : ces animaux doivent être d'ailleurs bien portants. On doit donner la préférence à une bête qui est nouvelle à lait, sur celle qui est ancienne ; à celle qui est nourrie aux champs, sur celle qui est habituellement alimentée de fourrage et de grains dans l'étable ; à celle qui est grasse ou en bonne chair, sur celle qui est maigre et naturellement échauffée ;

à celle qui est jeune, sur celle qui est vieille : il faut encore, autant que possible, prendre tous les jours le lait de la même bête, en la tirant trois fois le jour pendant l'été, et deux fois dans les saisons froides. Si les circonstances obligeaient à changer de bête pendant le cours de l'allaitement, il est à-propos de rechercher un lait de même âge et de même consistance, pour éviter de déranger les digestions de l'enfant.

Toutes les règles établies ci-dessus, ne sont pas tellement de rigueur, qu'on ne puisse s'en écarter, si on ne peut faire autrement : et les inconvéniens qui en résulteraient ne sont pas de nature à causer aucune inquiétude pour le succès de l'allaitement.

Je prescris de donner le lait orgé froid, parce qu'il se digère avec plus de facilité, dès que l'enfant y est habitué; ce qui est l'affaire de deux ou trois jours. On évite, par ce moyen, non-seulement des peines, mais encore de grands inconvéniens, toujours attachés à l'allaitement artificiel pratiqué avec le lait chaud : d'autant qu'on ne peut se flatter de le faire chauffer, chaque fois qu'il faut donner à boire à l'enfant, au même degré, malgré la plus grande attention. Il serait d'autant plus difficile d'y réussir, que ce n'est pas toujours la même personne qui peut, dans un ménage quelquefois composé d'une nombreuse famille ou de plusieurs domestiques, donner à boire à l'enfant.

D'un autre côté, on est presque toujours pressé de pourvoir aux besoins de l'enfant, annoncés par ses cris, ses pleurs, de manière qu'on ne donne pas le temps nécessaire pour chauffer sa boisson au même point. On peut la tenir, à la vérité, auprès du feu ; mais elle peut y rester trop long-temps, et devenir trop chaude, **ou** s'aigrir. On n'a pas d'ailleurs toujours du feu à sa disposition, sur-tout pendant la nuit, ou durant les saisons de l'année, où on n'est pas forcé d'en avoir pour se chauffer, et hors le temps de cuire les alimens pour le repas.

Il arriverait donc de là, que l'enfant serait abreuvé avec du lait tantôt trop chaud et tantôt trop froid, plus souvent aigri que doux ; ce qui le rendrait nécessairement plus mauvais à boire, et nuisible à l'estomac et à la nutrition de l'enfant. Le lait pourrait être suffisamment chauffé pendant le jour qu'on a le temps et la facilité de le tenir et de le renouveler près du feu ; il serait froid pendant la nuit, lorsque les cris et les besoins de l'enfant, toujours plus pressans que durant le jour, sur-tout avant qu'il soit réglé, ne laisseraient point le temps de le chauffer.

On me dira, peut-être, qu'on peut éviter les inconvéniens ci-dessus, en faisant prendre le lait à l'enfant aussitôt qu'il sort du pis de la bête, parce qu'alors il a toujours un degré de chaleur uniforme : j'en conviens ; mais je répondrai, que cette marche est encore plus impraticable que la première, puisqu'on ne peut pas avoir constamment sous la main, de jour et de nuit, l'animal-nourrice. En donnant le lait orgé froid, c'est-à-dire, tel qu'il se trouve à la température de la chambre où habite l'enfant, on est sûr d'exécuter cet allaitement avec plus de facilité et de succès, et il n'y a aucune erreur à craindre de la part de ceux qui sont chargés de l'administrer.

Venons à l'administration du lait orgé froid, dont l'emploi mériterait de fixer toute l'attention des administrateurs des hospices, dans la nourriture des enfans abandonnés. Il leur fournirait un moyen d'une très-grande économie, et de beaucoup plus de succès dans la conservation de ces êtres malheureux.

1.º Pour faire l'allaitement artificiel, on se sert du gobelet ou de la cuiller, mais mieux de la taiterolle ou biberon garni; si toutefois l'enfant ne préfère pas la première manière, qui est plus simple. On prend pour lors un biberon de faïence, contenant à peu près une verrée ordinaire; on y adapte, au goulot qui est à l'extrémité du tube, un morceau d'éponge fine, bien nettoyée, de la grosseur et de la forme d'une moyenne noisette, que l'on fixe avec quatre fils ou brins de soie double, assujettis préalablement dans l'éponge : il faut passer les soies à travers le tube de dehors en dedans; puis on replie chaque brin, en les tirant du dedans en dehors par la grande ouverture du biberon, et on les arrête ensuite par un double nœud de chaque côté de l'anse. L'éponge, ainsi attachée au tube, représente un bout de sein, ou mamelon; mais il faut prendre garde qu'elle ne soit qu'appliquée sur l'orifice; car, si elle entrait au dedans du tube, il serait très-difficile de la bien laver et de la nettoyer à l'intérieur, à cause du caillé qu'elle retiendrait; et, d'un autre côté, la succion serait plus difficile et laborieuse pour l'enfant.

2.º L'éponge et le biberon doivent être lavés tous les jours avec le plus grand soin, afin qu'il n'y reste point de grumeaux de lait, qui, en obstruant le goulot ou les pores de l'éponge, gêneraient et empêcheraient la succion. Il faut encore avoir l'attention de renouveler, au moins tous les huit jours, l'éponge et les soies qui l'attachent, parce que leur texture s'altère et se pourrit facilement par l'humidité du lait dont elles restent constamment imprégnées. Ce n'est que par cette précaution qu'on pourra éviter des dangers qui surviendraient par la déglutition de l'un ou de l'autre de ces corps étrangers, s'il arrivait que l'enfant vînt à les rompre et à les détacher du biberon par la succion. Quand on donne le biberon à l'enfant, il faut veiller à ce qu'il n'entre dans sa bouche que l'éponge, de manière que les lèvres qui l'entourent ne dépassent point au-delà des bords du goulot; autrement il se blesserait les gencives, sur-tout dans les premiers temps de la lactation, et il refuserait alors de reprendre le biberon.

3.° Pendant les trois premiers jours après l'accouchement, on donne au nouveau-né, pour toute boisson, un *hydromel orgé*, qui se fait ainsi : On prend 36 grains de bel orge commun, *hordeum polystichum*, J. et C. B., et on les fait crever par une première ébulition, dans une suffisante quantité d'eau. Après avoir bien égoutté les grains, on les fait bouillir dans trois livres de nouvelle eau, avec deux cuillerées de miel ordinaire ; on écume la décoction ; et au bout d'un demi-quart d'heure d'ébullition, on la retire du feu ; lorsqu'elle est refroidie, on la décante, ou on la passe au travers d'un linge, sans expression, et on la conserve. Cet hydromel suffit pour nourrir l'enfant, et pour évacuer ses intestins du *meconium :* on le fait un peu chauffer avant de le lui donner.

4.° Les trois premiers jours étant passés, on met l'enfant à l'usage du lait orgé, que l'on prépare de la manière suivante : On fait une troisième décoction de l'orge qui a servi à faire l'hydromel, dans une livre et demie d'eau seulement. Quand cette décoction est bien refroidie, passée ou décantée comme la première, on y mêle une égale quantité de lait bouilli et écrémé avec soin; on dépose ensuite ce mélange dans un lieu propre à le conserver jusqu'au lendemain.

Ce n'est qu'après la cinquième ou sixième décoction, que je fais changer d'orge; et chaque décoction, excepté la première que l'on jette dehors, ne doit pas bouillir au-delà d'un quart-d'heure : on peut la faire dans une cafetière de fer battu ou de poterie; mais toutes les boissons de l'enfant une fois préparées, doivent être conservées dans un vase de verre ou de faïence, ou terre cuite vernissée, c'est-à-dire *plombée*, en terme vulgaire.

5.° Le lait orgé se renouvelle tous les jours, et la quantité ci-dessus suffit ordinairement pour la nourriture de vingt-quatre heures, durant les six premières semaines de l'allaitement d'un nouveau-né; souvent même elle n'est consommée qu'en partie. Au-delà de ce terme, il faut augmenter la proportion du lait; ce qui se fait en ajoutant tous les jours graduellement un peu plus de lait pur, à la même quantité de décoction. A trois mois, la proportion du lait peut être doublée; ce que l'on fait principalement chez les enfans qui n'ont éprouvé aucun retard dans leur accroissement. Ma fille a été dans ce cas.

6. Dès que l'enfant a atteint ses trois mois, on peut cesser de faire bouillir le lait; mais, comme il se conserve alors plus difficilement, il faut le renouveler, et faire le mélange avec la décoction d'orge deux ou trois fois par jour. Le lait orgé, préparé par ce dernier procédé, est bien plus nourrissant que le premier; il se

digère aussi plus lentement, et l'enfant en use une moindre quantité.

Cette différence, dans les proportions de la décoction avec le lait, est nécessaire pour habituer peu à peu l'enfant à une nourriture plus consistante : c'est ainsi que, chez une femme qui allaite, son lait acquiert peu à peu, et à mesure qu'elle s'éloigne du terme de sa couche, une qualité plus nutritive.

7.° Le lait orgé se donne froid, tel qu'il se trouve dans le vase où il a été mis en dépôt, après le mélange de la décoction, dans la chambre qu'habite ordinairement l'enfant. Durant les quinze premiers jours, si c'est en hiver, on le fait un peu chauffer, si l'enfant a de la peine à s'y habituer : cette précaution est inutile en été, où il suffit de le donner à la température de l'air ambiant. On ne suit d'autres règles dans l'emploi du lait orgé, que celles qui sont commandées par les besoins de l'enfant : il est cependant nécessaire de le régler peu à peu, surtout pour la nuit.

8.° Les enfans qui sont nourris au lait orgé froid, sont très-rarement sujets aux coliques ou tranchées, et aux dévoiemens ; mais ils sont quelquefois constipés. Il arrive tout le contraire, quand on leur donne le lait orgé chaud.

Dans le premier cas, c'est-à-dire, lorsqu'ils ont des coliques, tranchées ou dévoiemens, on réduit la proportion du lait à moitié ou même au quart de l'ordinaire pendant quelques jours ; et si ces symptômes durent plus de trois jours, il est à propos de purger, soit avec le jus de pruneaux miellé, soit avec le sirop de chicorée composé, ou celui de fleurs de pêcher, que l'on donne par cuillerée, jusqu'à ce qu'ils aient produit un effet suffisant, c'est-à-dire, quatre ou cinq selles dans douze heures.

Dans le second cas, si la constipation est forte, ou cause la tension du ventre, ce qui serait dangereux, sur-tout pendant la dentition, on fait boire à l'enfant, à plusieurs reprises, autant d'hydromel orgé pur qu'il en peut prendre : ou bien on ajoute au lait orgé, que l'on fait un peu chauffer, une ou deux cuillerées de miel dans la boisson d'un jour.

Une règle générale à suivre dans l'une et l'autre des circonstances ci-dessus, c'est d'ajouter un peu de sucre à l'eau d'orge, lorsque les enfans continuent d'avoir le dévoiement ; et d'y mettre du miel, quand ils sont sujets à être constipés, ou à rendre leurs excrémens trop consistans pour l'âge où ils se trouvent.

9.º A deux ou trois mois au plus tard, il convient de donner une nourriture plus solide à l'enfant, afin de l'habituer à manger de bonne heure : d'ailleurs, il usera moins de lait, et il dormira plus long-temps ; ce qui laissera plus de tranquillité, sur-tout pour la nuit, à sa mère, ou aux personnes qui veillent à sa nourriture. On lui fera prendre trois soupes par jour, telles que des *panades ordinaires*, qui méritent la préférence sur les bouillies, et sur toutes les compositions arbitraires de potages, qu'on a imaginées de nos jours, et qui n'ont de remarquable sur celles-ci, qu'en ce qu'elles exigent des soins plus minutieux, et plus compliqués dans leur confection, et qu'elles sont toujours moins salubres.

Les panades sont connues de tout le monde ; et il n'y a personne, à la ville et à la campagne, qui ne soit en état de les bien faire, quand on voudra y donner un peu d'attention. Un petit pot de terre cuite et vernissée ou plombée, dans lequel on fait cuire à petit feu, pendant une bonne demi-heure, quelques morceaux de pain ordinaire, desséchés et brisés, arrosés avec assez d'eau pour les tremper, et assaisonnés d'une petite portion de beurre et d'un grain de sel, en constituent tout l'appareil et la manutention.

Toutes les fois qu'on veut donner cette panade à l'enfant, on la fait chauffer modérément, après y avoir ajouté assez de lait orgé pour lui donner la consistance nécessaire pour en rendre la déglutition facile à l'enfant,

10.° On tient les enfans au lait orgé froid, assez communément jusque vers le huitième ou neuvième mois; cependant chez quelques-uns, je l'ai fait continuer jusqu'au moment où ils commençaient à marcher. C'est sur-tout dans l'allaitement mixte, dont je vais parler, et lorsque l'enfant a essuyé quelques maladies ou accidens, qui ont empêché ou retardé son accroissement, qu'il est nécessaire de le continuer plus long-temps.

## *Méthode d'allaitement mixte.*

Les femmes qui n'ont qu'une très-petite quantité de lait; celles qui ne produisent qu'un lait séreux ou de peu de consistance, et qui est insuffisant pour faire une bonne nourriture; celles qui ont une constitution grêle, délicate, faible; celles qui sont sujettes à des maux de nerfs fréquens, aux irritations ou ardeurs de poitrine, aux crachemens de sang, ou à l'hémoptysie, aux hémorrhagies utérines, qu'on appelle vulgairement *pertes de sang*, aux fleurs blanches habituelles et abondantes ; celles enfin qui pourraient altérer sensiblement leur santé ou aggraver des maux incurables par la lactation naturelle, telle qu'elle se pratique chez les nourrices en bonne santé, peuvent faire avec confiance et sécurité un allaitement mixte, tel que celui dont je vais donner ici la méthode. Je l'ai vu réussir sous mes yeux chez plus de soixante femmes atteintes des symptômes et des maladies ci-dessus, et auxquelles je l'avais conseillé.

Par l'allaitement mixte, les femmes valétudinaires, et dans les cas que je viens de citer, ou autres semblables, se rétablissent promptement de leurs couches, et elles ne sont point exposées aux suites fâcheuses, qui naissent plus fréquemment chez elles, de la répulsion subite du lait après l'accouchement. Il est certain que chez les femmes, dans l'une des circonstances ci-dessus, les secousses du travail de l'enfantement suffisent pour amener un désordre général dans l'équilibre de toutes les fonctions de l'économie animale, bientôt annoncé par une altération plus ou moins notable dans les facultés organiques ; ce qui les rend incapables de s'opposer aux ravages de la matière laiteuse, étouffée et refoulée peu de jours après la couche.

Le nombre des femmes qui sont mortes de maladies laiteuses, pour n'avoir point voulu ou osé nourrir dans les cas rapportés ci-dessus, est incalculable ; et le nombre de celles qui végètent sous le poids des maux les plus compliqués et les plus rebelles, pour avoir été détournées d'allaiter, est tel qu'il effraie le médecin le plus exercé.

Je pose en principe, que quelle que soit la délicatesse de la constitution d'une femme ; quelles que soient les maladies et les maux dont elle

est

est atteinte au moment de sa couche, exceptant toutefois celles que j'ai désignées ailleurs nominativement, dès qu'elle a pu devenir mère, et qu'elle a tant soit peu de lait, et la facilité d'allaiter, elle doit nourrir, si elle veut éviter de nouvelles maladies, et ne point aggraver et rendre souvent incurables ou mortelles celles dont elle se trouve attaquée.

En effet, plus le tempérament d'une femme devenue mère paraît altéré, soit dans ses principaux organes, soit dans ses rapports généraux ou individuels avec l'état de santé ordinaire, plus aussi elle court de dangers en supprimant son lait avant d'être au moins passablement rétablie de sa couche. Au contraire, plus une femme est forte, robuste, vigoureuse, et habituée au travail, plus elle est en état de supporter les effets de la suppression du lait immédiatement après la couche : celle - là seule pourrait donc le faire avec moins de risques. Mais les femmes, ainsi constituées, appartiennent plus particulièrement aux dernières classes du peuple des villes et à celles qui habitent les campagnes, et elles nourrissent presque toujours leurs enfans de leur lait : il arrive de là que les femmes qui pourraient ne pas nourrir avec le moins de dangers pour leur santé, sont celles qui allaitent ordinairement ; et que celles, au contraire, qui ont l'habitude et l'usage de ne pas nourrir, sont celles auxquelles il importe le plus de le faire pour leur propre santé.

Il est donc nécessaire, et je ne cesserai de le redire, que les femmes qui se trouvent dans les premières classes de la société, et qui sont presque généralement atteintes de quelques-unes des dispositions ou maladies ci-dessus, nourrissent leurs enfans de leur lait, au moins pendant un temps suffisant pour se mettre en état de soutenir les effets du refoulement du lait : et le succès de cette entreprise, tant pour elles-mêmes, qui sont la partie la plus intéressée, que pour leurs enfans, dépend spécialement des précautions sages avec lesquelles elles se dirigeront. En voici quelques-unes des principales :

1.º Une nouvelle accouchée, qui se trouve dans l'un des cas exposés ci-dessus, et qui est néanmoins déterminée à allaiter, ne doit donner le sein à son enfant que trois ou quatre fois dans les vingt-quatre heures, et lorsque la réplétion des mamelles commence à la gêner : elle doit aussi avoir l'attention de ne jamais les faire vider entièrement; c'est pourquoi l'enfant doit en être retiré et éloigné dès qu'elle sent des tiraillemens à la poitrine, ou une sorte d'ardeur qui, chez quelques femmes, est accompagnée d'une petite toux sèche, ou d'envie de vomir.

2.º Pendant les intervalles de l'allaitement maternel, on fera boire à l'enfant, autant de fois qu'il le désirera, du lait orgé froid, qui sera préparé et administré avec les précautions et suivant les règles établies dans la méthode de l'allaitement artificiel simple.

3.º Au deuxième ou au troisième mois, et même plus tard, s'il est nécessaire; c'est-à-dire, dès que l'accouchée aura recouvré ses forces et son état de santé habituel, et qu'elle sera le mieux disposée à soutenir la révolution qui naît de l'étouffement du lait, elle cessera de donner son lait à son enfant, en éloignant peu à peu les momens où elle a coutume de lui donner le sein. Elle prendra en cette circonstance toutes les mesures indiquées, et généralement connues en pareil

sas pour supprimer définitivement son lait. L'enfant sera réduit dès ce moment à l'allaitement
artificiel simple.

4.° Je ne prescris point ici l'usage de l'hydromel
orgé pendant les premiers jours de l'allaitement
mixte, parce qu'il est suppléé avec beaucoup plus
d'avantages par le *colostrum*, ou premier lait de la
mère, toujours suffisant pour fournir aux besoins
de l'enfant. Il réunit, plus efficacement que l'hydromel destiné à le remplacer dans l'allaitement
artificiel, les qualités laxatives nécessaires pour
favoriser l'évacuation du *meconium*.

Les mesures qui me paraissent le plus conve-
nables à la majorité des femmes malades ou valétudinaires, lorsqu'elles suppriment leur lait, sont
celles de se faire appliquer sur les mamelles
une serviette fine, bien usée, qu'on fait chauffer
deux ou trois fois par jour et de boire dans les
vingt-quatre heures six verrées, et même plus,
si elles sont altérées, d'une infusion légère et
théiforme de fleurs de sureau, qu'on édulcore
avec le sirop des cinq-racines apéritives, ou
même avec un peu de sucre ou de miel. On
fera bien de joindre à la fleur de sureau partie
égale de follicules d'orme ou de feuilles de saule
commun, si, au bout de quatre ou cinq jours
de l'usage de l'infusion simple ci-dessus, les
mamelles ne sont pas tout-à-fait sèches. On purge
ensuite, une ou deux fois, soit avec la manne,
soit avec le sirop de fleurs de pêcher : ils se donnent, l'un ou l'autre, à la dose de deux onces
ou deux onces et demie, dans un bouillon de
veau, ou un verre de la décoction d'orge : le
sirop convient mieux aux femmes qui digèrent
difficilement la manne. Il est bon de continuer

l'usage de l'infusion simple ou composée pendant quelques jours après les purgations.

Des femmes qui jouissaient de la plus mauvaise santé ; d'autres qui étaient criblées de maux et de maladies chroniques, bien caractérisées depuis long-temps, par suite de couches antérieures, pour n'avoir pas nourri, ont eu la satisfaction de se rétablir entièrement par un allaitement mixte ; quelques autres ont beaucoup amélioré leur état, et je n'ai point remarqué qu'il en fût résulté dans la suite aucuns désavantage, ni aucune maladie pour les enfans, qui, bien au contraire, sont devenus plus forts et plus vigoureux qu'on ne pouvait l'espérer à leur naissance.

J'observerai qu'il arrive souvent que les enfans nourris par un allaitement mixte, donnent la préférence au lait orgé froid, sur celui de leur mère, que quelques-uns s'obstinent même à refuser. Dans ce cas, il faut attendre, pour présenter le sein à l'enfant, qu'il ait besoin de boire : autrement toutes tentatives deviendraient inutiles, et on manquerait son but, par rapport au rétablissement de la mère, qu'on considère particulièrement dans l'emploi de l'allaitement mixte.

---

Je me dispenserai d'établir plus au long les avantages des deux méthodes que je viens de donner, et de les appuyer sur des raisonnemens physiologiques et diététiques plus développés. Une telle discussion devient absolument inutile ici, où il suffit que l'expérience positive fournisse des faits qu'on ne puisse contester. Or, ces faits, qui constatent les heureux effets du lait orgé froid dans l'allaitement artificiel simple ou mixte, existent maintenant en très-grand nombre; et ils sont bien connus dans les départemens de la Meuse et de la Moselle, et même dans celui de la Marne, sur-tout à Chaalons, où je les ai fait pratiquer sous mes yeux depuis trois ans. Je sais qu'il y en a quelques exemples aussi dans les départemens des Ardennes et de la Meurthe, où des exemplaires de la seconde édition de ma Méthode ont été envoyés : peut-être en existe-t-il dans d'autres départemens où elle aura été connue de la même manière.

En soumettant ma fille à l'allaitement artificiel simple, j'ai bien prouvé, dès l'année 1791, toute ma confiance dans ses résultats, que je n'avais encore remarqués particulièrement que sur quatorze enfans dans les différentes classes de la société, tant dans la ville de Verdun que j'habitais alors, qu'aux environs. Elle était la première de mes enfans ; et j'avais un intérêt bien puissant de la conserver, sous cet unique rapport même. Lorsque je l'ai mis à l'allaitement orgé, elle n'avait encore teté sa mère que pendant les premiers jours de l'ascension du lait : et quel lait en avait-elle pu recevoir ! le plus mauvais, sans doute, de celui que sa mère aurait pu lui donner dans la suite, si elle n'en eût été empêchée par des circonstances fâcheuses d'impéritie de sage-femme, qui ont failli devenir promptement funestes.

Le lait que ma fille a reçu de sa mère, subissait à la fois les mouvemens d'ascension et de refoulement du quatrième au septième jour de la couche : c'était un lait travaillé, sur-tout le dernier jour, par une fièvre violente et par plusieurs autres symptômes d'irritation, que lui avait imprimés, comme à toutes les autres humeurs du corps, une diathèse excessivement acrimonieuse et ardente, et dont le premier effet sur l'enfant, a été de lui causer deux ou trois accès de fièvre.

D'un autre côté, ma fille était née avec une constitution très-grêle : ses organes paraissaient amaigris par les mauvais sucs dont elle avait été nourrie pendant une grossesse très - orageuse, durant laquelle la mère avait pris chaque jour très-peu d'alimens.

Ma femme avait éprouvé jusqu'au neuvième mois, plusieurs crises très-longues d'une affection nerveuse, spasmodique, et quelquefois convulsive ; beaucoup d'accès de fièvre irréguliers et erratiques ; des vomissemens fréquens, et un désordre presque habituel dans ses digestions ; deux érysipèles singulièrement étendus sur la capacité du bas-ventre, fortement prononcés, et qui ne s'étaient terminés que par une longue et abondante supuration. Le dernier mois de la grossesse avait été moins fâcheux.

Une grossesse aussi pénible et aussi maladive devait faire tout craindre de ses suites : elle prescrivait impérieusement l'allaitement maternel. Je sortirai ici des bornes de mon sujet, pour exposer succinctement l'histoire des événemens qui ont contraint ma femme de renoncer à son projet d'allaiter sa fille et de recourir à l'allaitement artificiel.

L'observation qu'elle présente est, sous plusieurs rapports, trop intéressante à la clinique médicale, dans l'histoire des suites de couches fâcheuses, pour qu'on ne me sache pas quelque gré de l'insérer dans cet opuscule. Puissent les faits qu'elle renferme, servir de frein aux entreprises téméraires de la plupart des sages-femmes et des personnes qui s'immiscent dans l'application des remèdes dont elles ne connaissent ni la manière d'agir, ni les effets sur l'économie animale, et qui, avec l'intention louable, sans doute, de soulager et de donner des secours salutaires, conduisent souvent à la mort, et presque toujours à des accidens plus graves que ceux qu'elles ont essayé de combattre.

Au sixième jour de la couche la plus heureuse, et lorsque l'état de ma femme était aussi satisfaisant que celui de l'enfant qui commençait à peine à bien teter, on appliqua, à mon insu, sur les deux seins de l'accouchée, alors très-gonflés, durs et douloureux par la grande abondance de lait qu'ils contenaient, un liniment d'huile d'amandes douces, que l'on réitéra trois fois en moins de quelques heures. C'était, dit la sage-femme qui l'avait appliqué, pour amollir les seins et les dégorger, en faisant couler le lait plus facilement.

Cette détestable manœuvre, que beaucoup de femmes emploient en pareil cas, et que tous les gens de l'art instruits réprouvent avec la plus juste raison, ne tarda pas à être suivie des plus fâcheux effets, que l'on eût évités, sans contredit, par la seule succion réitérée, ou par l'application d'un cataplasme émollient, si toutefois cela eût été urgent : car la facilité avec laquelle l'enfant tetait, quoiqu'elle fît beaucoup souffrir la mère, à cause des crevasses qui s'étaient formées aux mamelons, et l'écoulement spontané du lait des deux seins, devaient faire croire plutôt que tous secours étrangers de ce genre étaient inutiles, s'ils ne devenaient pas nuisibles : quelques jours auraient suffi pour faire le dégorgement des mamelles. Il n'est que trop avéré, que l'application des huiles, et de tous les corps gras en général, est toujours très-dangereuse en pareil cas , par le refoulement précipité qu'ils déterminent dans la matière laiteuse montée aux seins. Je dirai la même chose des compresses de vin chaud ou de vinaigre , qu'on emploie souvent pour supprimer le lait chez celles qui ne veulent pas allaiter.

Le liniment produisit un effet si prompt, qu'au bout de quinze heures que l'accouchée avait passées dans un sommeil inquiet et troublé par de mauvais rêves , elle s'éveilla avec quelques mouvemens de nerfs dans les bras, qui gagnèrent bientôt les autres parties du corps. Il survint un crachement de sang avec une forte oppression, et des douleurs aigües fixes , à la partie antérieure de la poitrine , sous le sein gauche , qui annoncèrent l'existence d'une vraie péripneumonie laiteuse.

La fièvre s'était allumée dès les premiers momens, à la suite d'un spasme clonique fort long ; il s'y mêla le lendemain un délire presque continuel , avec abolition de la vue et de l'ouïe. Les lochies, qui avaient jusqu'alors été abondantes, se supprimèrent ; le ventre se gonfla , les extrémités inférieures se refroidirent à la suite d'un tremblement universel et de convulsions violentes : au bout de trente-six heures tout le corps devint enflé , au point que la malade n'était pas reconnaissable dans aucuns de ses traits ; elle paraissait , en un mot, dans une anasarque ou leucophlegmatie complette.

La manœuvre de la sage-femme s'était faite au soir , et le liniment avait eu toute la nuit pour opérer ces fâcheux effets. J'étais absent de chez moi, et je ne pus être instruit de la situation critique de ma femme, que le surlendemain très-tard, à mon retour de la campagne.

Aussitôt que je fus arrivé près d'elle, et que l'on m'eut informé de ce qui avait été pratiqué la veille, je jugeai que l'épanchement du lait pouvait bien être la principale cause d'un état aussi fâcheux, que des dispositions antérieures pendant la grossesse rendaient d'autant plus critique. Je fis faire sur-le-champ une forte et longue succion aux seins, mais inutilement ; les deux mamelles étaient affaissées, et dans un état de déplétion absolue. Il me restait à atteindre la matière laiteuse disséminée dans toute l'habitude du corps, et à combattre d'une manière efficace et prompte, la fièvre puerpérale et les autres complications qui mettaient ma femme dans un état de péril imminent.

Je commençai la cure par un vomitif, qu'on lui donna à dix heures du soir : il fit un effet prodigieux par haut et par bas. On appliqua, presque au même moment, un large vésicatoire aux deux bras et aux deux jambes.

Je fis donner à la malade, toutes les demi-heures environ, et quelquefois même plus souvent, une petite verrée d'une infusion théiforme de fleurs de sureau édulcorée avec le sirop des cinq-racines apéritives. Cette boisson fut continuée pendant dix-huit jours consécutifs, à la quantité d'une pinte par jour. Après cette époque, la malade en a pris seulement deux ou trois verrées le matin. A ce premier remède, on y avait joint l'usage des bouillons de veau nitrés et émulsionnés, des loks simples, aiguisés avec le kermès minéral ; des lavemens laxatifs et tempérans, et des topiques émolliens sur le bas-ventre, devenu excessivement douloureux.

Malgré la prompte application des remèdes, et leur administration régulière, la malade a demeuré jusqu'à la fin du huitième jour dans le plus extrême danger. C'est à cette époque seulement, qui a été celle du retour des lochies et de l'établissement des sueurs, que les symptômes les plus graves ont commencé à diminuer de leur intensité. A mesure que ces évacuations sont devenues plus copieuses et plus fétides, les principaux accidens ont disparu successivement.

La péripneumonie s'est jugée du septième au neuvième jour, par une expectoration très-abondante d'une matière purulente, verdâtre, qui répandait une odeur infecte, de manière que la malade disait qu'elle en avait la bouche empoisonnée. La tension du bas-ventre s'est dissipée dans le même temps, et peu à peu l'enflure du corps a disparu avec la fièvre. Les jambes sont restées encore pendant long-temps œdémateuses. La surdité a continué, avec une grande faiblesse dans la vue, et une voix rauque, souvent éteinte et pénible, jusque vers la fin de la convalescence, qui a duré environ six semaines.

La malade s'est parfaitement rétablie, et a repris peu à peu son embonpoint ordinaire. Trois mois après sa couche, il n'existait plus aucuns vestiges des accidens, si ce n'est plus de disposition aux spasmes, et aux affections morales : elle a fait depuis deux enfans, qu'elle a nourris de son lait, sans éprouver la plus légère indisposition.

Doit-on attribuer principalement à l'infusion de la fleur de sureau, que ma femme a continuée pendant plus d'un mois, tout le succès et la rapidité de sa guérison ? Cette fleur aurait - elle, comme sudorifique et emménagogue, des propriétés particulières, et singulièrement efficaces, contre les maladies laiteuses?

Les autres remèdes qui ont été employés, et particulièrement les vésicatoires, ont eu très-certainement une part très-active dans les événemens du traitement, par rapport aux indications partielles et locales ; mais je pense que l'infusion de sureau y a joué le principal rôle contre la matière laiteuse errante et disséminée dans la circulation des fluides.

Si les résultats heureux de soixante - quatorze expériences faites sur des femmes réduites pour la plupart à un état désespéré par l'étouffement et l'épanchement du lait à la suite des couches, peut suffire pour prononcer l'affirmative sur les vertus de l'infusion de fleurs de sureau, je puis les fournir de mes observations cliniques. Mais je dois dire aussi que très - souvent j'ai joint à la fleur de sureau, la follicule d'orme ou la feuille de saule, et quelquefois encore la racine de pareira-brava concassée. J'appelle ce mélange, fait dans des proportions égales, *espèces anti-laiteuses.*

L'adjonction de ces plantes à la fleur de sureau m'a toujours paru remplir mieux mes vues dans les cas où il fallait ménager l'excrétoire de la peau, à cause de la grande faiblesse des malades, lorsqu'il était sur-tout important de fondre en même temps quelques engorgemens ou dépôts laiteux, et provoquer les urines.

Il est hors de doute que la nature de la fièvre qui naît de la suppression subite du lait, dans une suite de couche, exige plutôt d'être traitée par les diaphorétiques et emménagagues, plus ou moins mitigés, que par les évacuans directs des premières voies. Aussi, dans le traitement de cette fièvre, lorsqu'il n'y a pas une indication évidente et urgente d'évacuer le canal intestinal, les purgatifs sont-ils le plus souvent pernicieux avant la fin de la maladie.

Il est mort sous mes yeux onze femmes de dépôts laiteux, tant à l'intérieur qu'à l'extérieur, parce qu'elles avaient été traitées par les purgatifs pendant les premiers jours d'une maladie laiteuse ; et aucunes des soixante-quatorze désignées ci-dessus n'ont éprouvé le plus léger symptôme de suppuration laiteuse. Sur vingt-neuf seulement, j'ai eu recours aux exutoires épispastiques et vésicans ; et sur trois, j'ai fait appliquer le *moxa* : l'emploi de ces remèdes extérieurs m'était indiqué pour combattre quelques symptômes graves et rebelles, fixés particulièrement sur quelques organes.

On ne peut disconvenir, pour peu qu'on ait des idées physiologiques, que les organes dépuratoires les plus propres et les plus prompts à entraîner au dehors la matière laiteuse, retenue et disséminée dans la masse du sang et dans la contexture des organes secrétoires, ne soient la peau et l'uterus. En conséquence, tout ce qui peut favoriser et entretenir, pendant un temps suffisant, le mouvement excréteur des vaisseaux sudorifères et utérins, sera toujours salutaire et efficace dans le traitement des maladies occasionnées par le lait. Je n'ai pas besoin d'ajouter, sans doute, qu'il n'est pas moins important de régler ce mouvement excréteur sur les forces des malades et l'état de leur constitution, qu'il serait nuisible à leur rétablissement de l'entretenir au-delà du terme nécessaire à la dépuration complette de la matière laiteuse épanchée : c'est à un médecin sage et expérimenté qu'il appartient de fixer ce terme dans les cas particuliers ; de même que c'est à lui de faire le choix des remèdes auxiliaires.

Il n'en sera pas de même sur le succès du traitement, lorsqu'on tentera la cure par les seuls purgatifs, dont l'action comme l'effet sont manifestement opposés au vœu de la nature pendant les premiers périodes de la suppression et de l'épanchement du lait.

Ma femme n'a été purgée que deux fois avec deux onces de manne, fondue dans un bouillon de veau. Je ne la lui ai fait administrer qu'après la résolution presque totale des premiers symptômes, au vingt-trois et vingt-septième jour après leur invasion, lorsqu'elle entrait en convalescence. La plupart des autres femmes que j'ai guéries de la fièvre puerpérale compliquée, ne l'ont pas été davantage, excepté sept sur les soixante-quatorze, que j'ai purgées trois ou quatre fois, aussi à l'époque de la convalescence.

Toutes celles que j'ai traité avec lesdites complications, ont pris un vomitif dès le début de la maladie, lorsque j'ai été appelé dans les trois premiers jours. Ce vomitif a toujours produit les plus heureux effets par les évacuations abondantes qu'il a procurées. De tous les vomitifs que j'ai employés, le tarte-émétique, ou tartrite antimonié de potasse, est celui qui m'a paru réussir le moins, à cause des grandes secousses qu'il causait. L'ipécacuanha et le kermès minéral sont plus doux, plus légèrement évacuans par haut et par bas ; et ils conviennent le mieux aux femmes douées d'un tempérament faible ou nerveux. Mais celui qui m'a paru être le plus convenable, et que j'ai fait administrer le plus généralement dans le traitement des maladies lai-

teuses ,chez les femmes même de la plus délicate
complexion, c'est l'*ipécacuanha européen*, à la
dose de 3o ou 36 grains.

J'ai appelé de ce nom la poudre de la racine
de bryone, cueillie en automne, ou sur la fin de
l'hiver, au commencement du printemps, et
desséchée à une chaleur modérée ; c'est la *bryone
blanche à baies rouges*, appelée aussi par les
botanistes *couleuvrée* ou *vigne blanche. Bryonia
alba*, LINN. ; *bryonia aspera seu alba baccis
rubris*, BAUH. PIN. 297; *bryonia*, HALL. HELV.,
n.° 574. Elle croît très - communément en ces
pays, et dans toute l'Europe, sur-tout dans les
départemens septentrionaux.

C'est cette racine, qui peut suppléer dans tous
les cas l'ipécacuanha exotique, que j'ai employée
avec les plus étonnans succès, depuis 1782, dans
la cure des épidémies dyssenteriques, qui ont
ravagé à différentes époques, et notamment en
1783 et en 1792, le département de la Meuse.

Les nouvelles vertus et les succès de cette racine, contre les dyssenteries et plusieurs autres
maladies, tant aigües que chroniques, ont été
publiées dans divers ouvrages en France et en
Allemagne, etc. On les trouve principalement
dans mon *nouveau Traitement des maladies
dyssenteriques à l'usage du peuple indigent;* dans
ma *Réplique à l'Avis au public de M. CLOVET,*
et dans ma *Lettre aux Membres de la Société
royale de Médecine de Paris, et aux Médecins de l'Europe.* Ces ouvrages ont été imprimés
à Verdun, en 1782 et 1783. Elles ont été
consignées également dans le *Journal de Physique* de l'abbé ROSIER, en 1784 ; le *Journal
de Paris*, n.° 171, même année ; *l'Esprit des
Journaux ; l'Histoire de la Société royale de*

*Médecine de Paris*; le *Journal de Médecine militaire*, tom. VII, par M. DE HORNE; le *Journal de Médecine, Chirurgie et Pharmacie* par M. BACHER, tom. LXXII et LXXVI; et dans plusieurs Journaux étrangers.

Enfin, j'ai développé et démontré, d'une manière plus spéciale encore, les vertus efficaces de la racine de bryone, donnée comme émétocathartique et dissolvante des glaires et des matières en stase sur l'estomac et sur les autres viscères du bas-ventre, dans les ouvrages que j'ai publiés en 1792 et 1793, par ordre de l'administration du département de la Meuse, comme commissaire-inspecteur aux épidémies du département, après la retraite de l'armée prussienne. Ces ouvrages ont aussi été imprimés à Verdun, l'un sous le titre d'*Histoire médico-pratique du flux dyssenterique*, appelé *courrée prussienne*; l'autre sous celui de *Précis médical* et *curatif des maladies éruptives, catarrales simples, putrides malignes, et malignes pestilentielles, connues sous le nom de la* rose épidémique, *qui règnent dans le département de la Meuse.*

Par l'usage de cette racine, qui a par-tout suppléé l'ipécacuanha du Brésil, ou exotique, j'ai sauvé plus de six mille individus atteints de la plus cruelle dyssenterie et des fièvres catarrales malignes, dans plus de cent soixante communes du département, ainsi qu'on a pu le vérifier par les états des officiers de santé des arrondissemens établis dans chaque district, que j'ai déposés, après la cessation des maladies, aux archives de l'administration de la Meuse. Ces états, ou tableaux nosologiques, comprennent diverses autres maladies, au nombre desquelles il s'en trouve plusieurs de suppression de lait,

compliquées avec le flux, et qui ont été traitées
avec le même succès.

J'ai quelquefois réitéré ce vomitif deux et
même trois fois dans le traitement des maladies
laiteuses, soit qu'elles soient aigües ou chroniques, et toujours avec des avantages réels et
prompts dans l'état de mes malades : quelquefois aussi j'ai donné la même dose de poudre
de bryone, par fractions de 4 ou 5 grains,
dans le cours de la journée. Je l'employais alors
comme fondante, dans les affections chroniques
occasionnées par la matière laiteuse en conges-
tion sur quelques viscères. Les propriétés de cette
racine, sous ce dernier rapport, ne sont pas
moins efficaces.

Quoique l'infusion des espèces anti-laiteuses
ait fait constamment la base des boissons de mes
malades désignés ci-dessus, il ne faut pas croire
qu'ils étaient bornés à cette infusion : on leur
donnait encore de temps en temps, dans le cours
de la journée et de la nuit, et à l'alternative,
quelques tasses de bouillon de veau, ou de poulet,
ou de grenouilles, ou de carpes, le plus souvent
émulsionné avec le lait d'amandes, ou le sirop
d'orgeat, sur-tout quand la poitrine était prise
et les nerfs agacés : et suivant le caractère et
la complication des symptômes, j'ai fait employer
les potions, loks, lavemens et exutoires, qui
étaient commandés par les indications générales
ou partielles.

Au nombre des soixante-quatorze femmes que
j'ai guéries des maladies laiteuses aigües, ou
que j'ai rendues à un état de santé auquel la
plupart ne pouvaient peut-être espérer d'atteindre
par les remèdes ordinaires de l'art, je dois faire
remarquer, que diverses complications ont été

souvent

souvent réunies chez la même malade. Je vais
désigner les plus graves, observées sur les malades ci-dessus, au nombre desquelles je ne
comprends pas une infinité d'autres que j'ai traitées et guéries de fièvres puerpérales ou laiteuses, aiguës plus simples. Je n'y ferai point
entrer non plus le dénombrement de celles qui
ont été guéries d'affections laiteuses, lentes et
chroniques.

Les principales complications que j'ai remar-
quées dans les fièvres puerpérales aiguës, chez
soixante-quatorze femmes, sont les suivantes,
avec les événemens de leur traitement.

Neuf femmes étaient devenues sourdes dès les
premiers jours de l'invasion de la fièvre et de l'é-
panchement du lait : deux le sont restées après
la convalescence.

Quatre ont eu une cécité parfaite, ou perte
entière de la vue; une seule ne l'a recouvrée
qu'imparfaitement.

Six étaient paralytiques de quelques membres;
et une seule n'était point guérie d'une hémiplégie
six mois après : elle l'a été l'année d'ensuite par
l'usage des eaux de Bourbonne, qu'elle a été
prendre sur les lieux.

Huit ont eu des spasmes et des convulsions
violentes, qui, chez deux d'entre elles, âgées
de quarante à quarante-cinq ans, ressemblaient
à des accès d'épilepsie : ces accidens ont cessé
entièrement à l'époque de la convalescence.

Sept ont eu des érysipèles ou *rosaces* dartreux
au visage, aux bras, aux mains et aux mamelles.
Ces affections ont été rebelles, et n'ont disparu
qu'après quelques mois de traitement, par l'usage
de la bryone prise par fractions pendant plusieurs
semaines.

F

Quatre ont éprouvé des pertes considérables et longues ; et elles doivent spécialement leur guérison à l'usage des espèces composées anti-laiteuses, et aux lavemens faits avec leur infusion.

Onze sont devenues enflées de tout le corps : chez deux femmes l'anasarque a duré cinq ou six mois, et n'a cédé qu'après avoir répété l'ipécacuanha européen plusieurs fois.

Deux ont été muettes pendant près de douze jours : l'une a conservé depuis lors un bégaiement, dont elle n'est pas délivrée depuis onze ans.

Quatorze ont eu de vraies péripneumonies laiteuses, dont l'une avait dégénéré en hydropisie de poitrine, et elle en a été guérie.

Cinq avaient tellement perdu la mémoire, que, dans la convalescence, il a fallu leur apprendre de nouveau les noms des personnes et des choses qui leur étaient le plus familières avant leurs couches. L'une d'elles, qui était marchande, avait absolument oublié la marque ordinaire de ses marchandises.

Huit ont été atteintes d'un délire maniaque, ou plutôt d'une vraie folie, qui a nécessité d'en lier trois qui s'étaient portées à des excès violens : l'une d'elles s'est jetée par une fenêtre, et s'est cassé l'avant-bras. Cette complication de la fièvre puerpérale s'est prolongée chez quelques-unes pendant plusieurs mois, après la cessation de la fièvre et des autres symptômes. Les bains froids m'ont été d'un grand secours dans le traitement.

Mais, si j'ai traité avec succès ce nombre de femmes atteintes d'accidens et de complications aussi fâcheuses, et dont quelques-unes, comme je viens de le dire, en ont conservé, malgré tout ce que j'ai pu faire, des incommodités, non dangereuses à la vérité, je dois avouer qu'il est d'autres femmes chez lesquelles j'ai été moins heureux.

Mes observations pratiques me font remarquer dix-huit femmes que j'ai vu périr très-malheureusement : à la vérité, la plupart ne m'avaient fait appeler que lorsque la gravité et l'ancienneté de la fièvre, la nature et la multiplicité des autres symptômes pathognomoniques et épiphénomènes ne me permettaient pas d'espérer même de les prolonger long-temps.

Au nombre de celles que j'ai vu périr, sept ont été recouvertes, quelques heures avant de mourir, d'une milliaire pourpreuse, qu'on appelle vulgairement dans ce pays *pourpre blanc.*

Deux femmes ont eu un vomissement de sang et de matière grumelée, qui ressemblait à du lait caillé et desséché.

Trois étaient devenues excessivement enflées : l'une d'elles a rejeté, par le vomissement et par les selles, deux heures avant de mourir, une abondante quantité de fluide séreux, qui représentait du petit-lait non clarifié.

Une est morte au milieu des convulsions les plus effrayantes, avec la tête tellement enflée qu'on ne pouvait plus la reconnaître : elle s'est fracturé l'avant - bras gauche, au - dessus du poignet, en frappant contre le bois de son lit, quelques heures avant d'expirer. Elle avait eu pendant sa maladie, qui a duré dix-sept jours, une aversion pour la boisson, qui était telle, qu'il lui prenait une suffocation chaque fois qu'elle voulait avaler. Elle a été cinq jours sans rien prendre, pendant la dernière période de cette espèce d'hydrophobie.

Deux sont mortes d'apoplexie, du dix au douzième jour après la suppression du lait.

Deux sont péries de dépôts laiteux : chez l'une d'elles, le dépôt était dans la capacité du bas-ventre, et avait percé par l'aîne droite ; elle est morte au vingt-troisième jour : chez l'autre, il était dans les muscles de la cuisse gauche, et le pus s'était infiltré jusque vers le genou, où il a percé ; elle est morte le quarante-deuxième jour de sa couche.

*Astruc*, dans son *Traité des maladies des femmes*, dit : « Ces accidens ne sont jamais si communs que dans les femmes qui font étouffer leur lait ; et ce n'est que depuis l'introduction de cette pratique que les dépôts de lait sont devenus une maladie si fréquente : ils étaient, ajoute-t-il, si rares autrefois, jusqu'au point d'avoir été négligés par les auteurs. »

Enfin, une autre femme est morte le dix-septième jour de sa couche, après avoir éprouvé les douleurs les plus cruelles dans la mâchoire inférieure. Pour la soulager, après avoir employé inutilement différens topiques, on lui avait con-seillé de se faire tirer les dents postérieures gauches : ce qu'elle avait fait exécuter. Il en était résulté une ulcération aux gencives, qui, après avoir gagné le voile du palais et les amyg-dales, s'est terminée par la gangrène. Cette ma-lade, qui avait abondamment de lait après sa couche, n'avait pu parvenir à le faire sécher, que par l'application de l'huile mêlée avec du vin ferré.

J'ai remarqué que la plupart des femmes qui sont péries aussi malheureusement à la suite de couches, avaient, quelques heures avant de mou-rir, l'ombilic très-gonflé, avec une aréole très-rouge, le bas-ventre plus ou moins météorisé, et flagellé de vergetures ou stries transversales assez prononcées, d'un rouge vineux, et presque insensible.

Disons avec le traducteur *de Withe* : « Hélas ! si l'amour maternel avait trouvé plus d'accès dans le cœur de ces femmes infortunées, si elles avaient su préférer le plaisir le plus doux à des plaisirs imaginaires ; si de vaines considérations ne les avaient pas fait manquer aux obligations les plus saintes, on n'aurait point à déplorer leurs pertes, et elles couleraient encore des jours tranquilles au milieu d'une famille qui ferait leur bonheur et leurs délices.

» Demandez à chacun en particulier, ajoute-t-il, s'il n'a point à regretter une épouse ou une amie, que des maux causés par l'humeur laiteuse ont précipitée dans le tombeau, ou y ont traînée insensiblement à travers une foule d'infirmités ; et sa réponse vous convaincra que ces maux, châtimens rigoureux, mais mérités, d'une conduite vraiment barbare, ne sont pas aussi rares qu'on voudrait se le persuader. »

Les observations que je viens de donner, et dont je n'ai pu faire ici qu'un simple extrait, ne sout pas les seules que l'on puisse remarquer dans le traitement des maladies occasionnées par l'étouffement et la suppression du lait après les couches : j'ai seulement rapporté celles que j'ai eu occasion de noter dans ma pratique. Le précis que j'en ai donné suffit pour donner une idée des maux et des maladies souvent funestes auxquelles s'exposent les femmes qui ne veulent pas nourrir.

Tous les médecins et les accoucheurs pourraient tirer de leur pratique, une collection de faits semblables ou également dangereux et mortels. Aussi je me persuade qu'il n'est aucun homme de l'art, instruit, qui puisse voir avec tranquillité une nouvelle accouchée supprimer son lait sans la plus impérieuse nécessité; et il n'est aucun de ceux qui le pratiquent qui doive approuver une telle conduite, ou c'est un véritable ignorant, ou de la plus mauvaise foi. Citons encore quelques autorités sur les effets du lait répercuté.

« La répercussion du lait, dit M. *Marteau de Granvilliers*, dans le *Journal de Médecine*, tome IX, année 1758, enfante quelquefois les accidens les plus graves et les phénomènes les plus funestes. Les moindres sont des épanchemens, des leucophlegmaties, des diarrhées opiniâtres, des asthmes, des tubercules aux poulmons, des dépôts laiteux, des ascites, des convulsions, des fièvres cachectiques, des furoncles, etc. »

« L'humeur laiteuse refoulée, resorbée et confondue dans la masse générale des humeurs, dit le docteur *Gastelier*, dans son *Traité de la fièvre milliaire des femmes en couche*, qui a été couronné par la Faculté de Médecine de Paris, en 1778, devient alternativement cause et effet de maladies : fortement altérées par elle, elle porte ensuite bientôt l'infection dans tout le reste des liqueurs; et les progrès en sont d'autant plus rapides, qu'elles y ont déjà une disposition particulière, et que cette disposition est le plus souvent favorisée et même déterminée par le régime, etc., etc.

» Il en résulte un délétère d'une septicité perfide pour toute l'économie animale : il ne peut exister nulle part, sans annoncer aussitôt sa présence qui en dérange toute les fonctions. Le trouble se manifeste par-tout; le principe des nerfs, le système vasculaire, tout se ressent de ses coups, et tous se soulèvent et se concertent pour s'en débarrasser : ils deviennent eux-mêmes les instrumens dont la nature se sert pour leur propre soulagement. De-là ces efforts considérables, ces redoublemens violens, cette fièvre forte, cette chaleur intense, ces oppressions, ces anxiétés précordiales, ces douleurs aigües, ces convulsions, etc., etc. »

« Le lait, retenu dans ses vaisseaux, au sortir de ses voies, dit *Raulin*, dans son *Traité des Maladies des femmes en couche*, est toujours étranger à la nature, et contraire à ses fonctions. Le lait ainsi arrêté et répandu, sort de son concours, se corrompt, met le désordre dans la masse des liquides, et trouble l'ordre du système des solides. Il résulte de ce désordre, des fièvres continues, putrides, des éruptions milliaires malignes, des inflammations, des abcès, des dépôts qui s'élèvent sur différentes parties du corps, des apoplexies, des tranchées utérines, des spasmes, des convulsions, des démences, etc.

Et ailleurs il dit encore : « Les accidens qui surviennent aux femmes, à l'occasion d'un lait croupissant, sorti de ses routes ou répercuté, les expose à des périls toujours instans et souvent mortels. Les mères qui ont le malheur de ne pouvoir nourrir leurs enfans sont à plaindre, par la violence qu'elles font à une tendresse légitime, et par les accidens auxquels elles sont exposées en ne nourrissant pas. Celles qui sont sourdes à la voix perçante de la nature, et qui se refusent aux devoirs de leur état, trouvent souvent de justes sujets de repentir dans l'objet de leur injustice.

» Le premier soin de ces mères coupables est

F 4

d'opposer des obstacles puissans aux voies qui fournissent le lait , pour qu'il ne parvienne pas jusqu'aux mamelles , et à l'en chasser , lorsqu'il y est parvenu malgré les efforts qu'elles ont faits pour l'en détourner. Ces moyens peuvent être comparés à des digues qu'on oppose au courant des eaux vives. On arrête les eaux : mais elles inondent le rivage. On arrête le lait : il passe dans les vaisseaux de tous les genres , et dans tous les réduits où il peut pénétrer , et y cause les désordres dont sont susceptibles les parties et des organes dans lesquels il se distribue toujours irrégulièrement. »

« Les sages , dit M. *de la Roberdière* , célèbre médecin à Caen ( *Journal de Médecine* , tome LIX , année 1783 ) , ont tous également pensé sur les avantages de l'allaitement des enfans par leur mère , et sur l'obligation que la nature leur impose de remplir cette tâche. Ils n'ont été contestés que par ceux qui négligeaient l'observation de la nature pour se livrer aux illusions de l'imagination , ou qui se laissaient épouvanter par des dangers chimériques ou légers , en comparaison de ceux qu'entraînent tout autre système d'éducation.

» A mesure que le luxe et la mollesse ont corrompu les hommes , on a chargé insensiblement des nourrices mercenaires du fardeau de l'allaitement ; de sorte que , dès le commencement du siècle dernier , on ne voyait guère en France que des paysannes ou des femmes du bas peuple des villes qui entreprissent de nourrir leurs enfans.

» L'analogie des humeurs d'une mère , avec celles de son enfant , l'habitude qu'a cet enfant de se nourrir de la propre substance de sa mère , depuis l'instant de sa formation , donnent aussi lieu d'espérer un progrès plus rapide et plus sûr dans son accroissement, lorsque la mère se charge de la nourriture. Il y a des alimens propres à chaque constitution. L'enfant a un tempérament moulé sur la nature des sucs qui ont fourni la matière de son développement. Il est très-difficile, pour ne pas dire impossible, de rencontrer parfaitement les mêmes rapports dans les humeurs d'une autre femme.

» Les désavantages de l'allaitement de l'enfant par des nourrices étrangères, ne se bornent pas toujours au dérangement de leur économie physique. Les effets qui résultent de cette nourriture influent aussi d'une manière plus ou moins directe sur les fonctions animales, qui sont plus ou moins subordonnées à la constitution du corps ; c'est ce qui a donné lieu à cette allégorie savante, par laquelle l'histoire nous représente *Remus* et *Romulus* allaités par une louve ; *Cyrus* par une chienne, *Telephus* par une biche ; *Pélias* par une jument ; *Egiste* par une chèvre, comme participant du caractère de ces différens animaux.

» La raison ne répugne point à cette correspondance entre le lait dont un enfant se nourrit, et sa constitution morale. Il n'est pas douteux que la variété des tempéramens dépend beaucoup de la qualité de la nourriture, sur-tout dans les premiers jours de la vie, où ils n'ont point encore pris de consistance fixe.

» Il ne me paraît pas impossible qu'en confiant ces tendres créatures à une nourrice étrangère, elles sucent, avec le germe d'une constitution physique mal saine, celui d'une constitution morale déréglée, que l'éducation aura d'autant plus de peine à déraciner, qu'il sera incorporé, pour ainsi dire, dans le principe de la vie. La difficulté de s'assurer du caractère des nourrices, dans ces circonstances où elles ont intérêt de dissimuler leurs vices, donnera toujours bien de l'embarras aux mères qui refuseront d'allaiter elles-mêmes leurs enfans.

» L'habitude de voir sa nourrice et d'examiner ses actions produit un grand effet sur le cœur de l'enfant. La force de l'exemple est impérieuse à cet âge. Une mère, bonne et intelligente, réforme ses mœurs, s'il est nécessaire, pour ne pas corrompre son enfant : peut-on espérer la même attention d'une mercenaire ?

» Que dirai-je de l'attachement des père et mère pour leur enfant, qui est entretenu et fomenté par l'allaitement maternel? La pitié qu'inspire la vue d'une frêle créature, qui ne peut rien par elle-même, imprime dans le cœur un vestige de tendresse qui s'efface difficilement. Qu'il est donc heureux pour un enfant d'être allaité par sa propre mère !

» Les soins de l'allaitement attachent les enfans à leur mère : ils se font une habitude d'aimer celle qui veille à leurs besoins. Il est dur à une mère de s'exposer à partager un sentiment aussi tendre avec une étrangère : on peut juger de la vivacité de cette première passion, par la peine qu'on a à faire oublier à l'enfant sa nourrice.

» Une femme qui ne nourrit pas perd de son plein gré un des plus sûrs moyens de s'attacher son mari, en lui représentant à chaque instant le fruit chéri de leur amour. Quel doux lien pour entretenir l'union dans un ménage ! quel heureux médiateur pour rapprocher deux époux refroidis, qu'un nourrisson qui commence à exprimer sa tendresse !

» Il est de la politique d'un État d'encourager

les mères à nourrir leurs enfans, parce que ceux-ci deviennent plus robustes par cette éducation, qui les met encore à l'abri de mille causes de mort qui les menacent entre les bras d'une nourrice étrangère; puisque les mères, loin de perdre leur santé dans ce travail, souvent la fortifient. De-là vient une population plus abondante et une race plus ferme dans les fatigues; ce qui fait la force et la richesse d'un empire. N'est-ce pas là une des principales raisons pour lesquelles la population est plus abondante, et les hommes plus forts dans les campagnes où les mères nourrissent leurs enfans, que dans les villes où ils sont abandonnés à des nourrices étrangères.

» Enfin, l'allaitement des enfans est un devoir que la nature impose aux mères : et la manière dont elles s'en acquittent, intéresse l'ordre physique, l'ordre moral et l'ordre politique. »

Le raisonnement, l'analyse et l'expérience nous démontrent donc, de la manière la plus expressive et la plus concluante, que, sous l'empire d'une âme immortelle, la constitution physique de l'homme est formée de deux entités ou puissances essentiellement distinctes, mais qui développent chacune leurs principaux caractères par les impressions qu'elles reçoivent pendant la première enfance.

La première entité se marque par la nature et par les qualités du lait ou de la nourriture avec laquelle l'enfant est nourri; la seconde s'actilise par les paroles, les actions, et par les soins plus ou moins affectifs qui frappent ses sens pendant la même période.

Ces deux causes de la vie animale que le fœtus a reçue dans le sein de sa mère forment donc la souche de toutes les affections idiopathiques qui se manifestent et qui se continuent dans la suite chez l'homme. D'un côté, elles créent son idiosyncrasie matérielle et végetative, c'est-à-dire, les principales forces qui constituent les diverses nuances de ses dispositions organiques vitales, ou de sa constitution physique, au moyen de laquelle il devient plus ou moins apte à acquérir et conserver un état de santé, ou à contracter des maladies ; c'est ce qui établit son tempérament particulier : d'un autre côté, elles forment son idiosyncrasie animale ou sensitive, c'est-à-dire, les principales forces qui coordonnent les nuances de ses dispositions idéales, ou de sa constitution morale, au moyen de laquelle il est plus ou moins enclin à faire le bien, ou disposé à faire le mal ; c'est ce qui établit ses inclinations particulières.

De cette ordonnance individuelle, il résulte que, de toutes les époques de la vie, celle de la première enfance, est celle qu'il importe le plus aux familles, à la société et aux gouvernemens, de surveiller et de diriger par de bonnes institutions, puisque c'est alors que toutes les facultés motrices de l'existence future de l'homme peuvent s'harmoniser et se régulariser avec le plus d'avantage pour lui et pour la société pendant la progression des divers âges qu'il va parcourir, et qui doivent le conduire, ou plus tôt ou plus tard, et heureusement ou malheureusement, aux limites de sa carrière.

Aux raisons que j'ai déjà produites, et aux assertions expérimentales que j'ai données sur mes observations et sur celles des divers auteurs que j'ai cités, je vais ajouter encore quelques faits singuliers, qui serviront de nouvelles preuves à la vérité et à la force des conséquences ci-dessus sur les effets de la première éducation.

*Didon*, la fondatrice de Carthage, fille du roi de Tyr, épouse de Psyché, et l'amante d'Énée, lorsqu'il eut fait naufrage sur les côtes de Carthage, après le siége de Troye, avait été nourrie par une tigresse, dont elle avait acquis la férocité ; elle s'est poignardée, après avoir immolé plusieurs de ses sujets aux mânes de son père.

Un jeune Romain, de la famille des Gracches, revenant de l'armée, chargé des dépouilles de l'ennemi, rencontra sa mère et sa nourrice qui venaient au-devant de lui. Il donna à sa mère un anneau d'argent, et à sa nourrice un anneau d'or. Sa mère lui ayant fait des reproches sur ce qu'il ne lui avait pas donné l'anneau d'or, il lui répondit : « Vous m'avez porté, à la vérité, dans votre sein pendant neuf mois ; mais ma nourrice m'a allaité de son lait, et m'a nourri pendant plusieurs années : vous m'avez abandonné et éloigné de vous, lorsque je venais de naître, et que j'avais le plus de besoin de vos secours et de votre tendresse ; et ma nourrice m'a reçu dans ses bras, et m'a donné, par ses soins, la force et la santé dont je jouis, et qui m'ont servi à combattre avec avantage les ennemis de ma patrie. »

Combien de Français, après tant de victoires glorieuses, ont pu, depuis plusieurs années, et peuvent aujourd'hui, sous le bouclier du dieu Mars qui les a conduits à la victoire, et qui nous gouverne avec la sagesse de Minerve, répéter l'exemple du jeune Romain, à la honte de leurs mères ! combien de Français peuvent aussi imputer à l'abandon de leurs mères, et à l'insouciance de leurs parens pendant les premières époques de leur vie, les excès et les vices, ou les crimes qui les ont signalés comme des monstres aux yeux de leurs contemporains et de la postérité, pendant le cours de notre révolution, et dont ils avaient sucé le germe et les dispositions avec le lait des nourrices mercenaires auxquelles ils ont été livrés! combien de pères et de mères ont pu appliquer à ces enfans dénaturés ces vers de *Virgile* :

*Nec tibi diva parens, generis nec Dardanus auctor,*
*Perfide! Sed duris genuit te cantibus horrens*
*Caucasus : Hyrcanaeque admôrunt ubera tigres.*

**Non**, cruel, tu n'es ni le fils d'une Déesse, ni du sang de Dardanus : mais le Caucase t'a enfanté dans ses affreux rochers, et tu as sucé le lait des tigresses d'Hyrcanie.

Æneid. Liv. IV.

*Caligula*, empereur des Romains, au premier siècle de l'ère chrétienne, et qui fut un monstre le plus féroce et le plus sanguinaire, gangrené de tous les vices, avait acquis, suivant les historiens, ce caractère de sa nourrice.

*Justin* rapporte qu'un jeune Espagnol, qui avait été nourri par une biche, courait et gravissait les monts aussi lestement qu'un cerf.

Un Souverain du dix-huitième siècle avait eu pour nourrice une femme extrêmement lubrique, qu'on accusa, dans le temps, d'avoir des liaisons amoureuses avec plusieurs seigneurs de la cour. On a cru pouvoir attribuer aux effets de l'allaitement les dispositions érotiques que ce souverain manifesta de très-bonne heure, et qui se changèrent, à mesure qu'il avança en âge, en une passion effrénée pour les femmes, qu'il conserva jusqu'à la mort, au grand scandale de la religion et des mœurs.

Une Dame de ma connaissance , parfaitement saine, ainsi que son mari et deux enfans qu'elle avait nourris de son lait, ayant été obligée , à la suite d'une troisième couche , de faire un voyage de quelques mois , mit son enfant à la campagne , entre les mains d'une nourrice qui avait beaucoup de lait, une belle carnation, et paraissait jouir de la meilleure santé. A son retour, elle trouva son enfant couvert de dartres , depuis la tête jusqu'au pieds : elle le retira chez elle , et lui fit faire inutilement différens remèdes. L'enfant est mort hydropique au bout de l'année. On a su depuis que la nourrice portait habituellement une dartre vive , qui couvrait une partie du bas-ventre et des reins.

Une autre Dame , d'une constitution délicate, ayant refusé de faire un allaitement mixte, que je lui avais conseillé, eut la douleur de retirer son enfant des mains de la nourrice mercenaire à laquelle elle l'avait confié pendant dix-huit mois, atteint de l'épilepsie. Les accès eurent d'abord lieu deux ou trois fois par semaine ; ensuite ils devinrent plus fréquens; de manière qu'ils se récidivèrent jusqu'à trois ou quatre fois par jour, jusqu'à sa mort qui est arrivée six mois après son retour. Il n'y avait aucune personne , dans la famille, atteinte de cette maladie , ni même de maux de nerfs ; mais la nourrice avait eu plusieurs accès épileptiques pendant sa jeunesse ; et elle avait encore une fille qui en était attaquée , et avec laquelle on mettait souvent coucher le nourrisson.

Un homme que j'ai connu , et qui est mort depuis quelques années , ayant perdu sa mère par suite de la couche qui lui avait donné le jour , et qui lui avait laissé de la fortune, fut confié à une nourrice mercenaire à la campagne, où il demeura jusqu'à l'âge de six à sept ans. Il avait pris une telle affection pour sa nourrice, pour son mari et pour leurs enfans, qu'il en a donné les plus fortes preuves au préjudice de son père et de sa famille. Ayant été obligé de s'embarquer à l'âge de vingt-quatre ans, pour aller aux îles recueillir une succession, il confia à son père nourricier la gestion de ses biens pendant son absence, et lui délivra, au moment de son départ, à titre de don gratuit, une somme de deux mille livres pour payer la maison où il avait été élevé. A son retour, sa première visite fut à sa nourrice, dont il trouva le mari mort depuis quelques mois : il paya toutes les dettes qu'elle avait, et la prit chez lui avec ses trois enfans, qu'il dota successivement, en faisant lui - même leur établissement de la manière la plus avantageuse. Il laissa depuis, par testament, à sa sœur de lait, une somme de dix mille livres.

Il y avait à peine un mois qu'il était de retour en France, que son père, avec lequel il ne vivait pas, lui fit demander une somme de douze cents livres, pour payer un créancier qui le faisait exécuter. Il ne les lui accorda que sur cautionnement, et le laissa mourir bientôt après à l'hôpital. Une aussi horrible conduite de la part de ce fils dénaturé, fut l'effet des premières impressions de l'enfance, sans nul doute.

On a vu de nos jours un fils dénoncer son père pour ses opinions politiques modérées, dans un temps où c'était un crime capital d'en avoir de semblables, et le faire ensuite exécuter à mort sur un échafaud, dans le lieu même de sa résidence et sous ses propres yeux. Ce père,

également

également respectable par son âge et par sa vie privée, autant qu'il était utile à ses concitoyens, par l'étendue de ses lumières et de ses talens dans son art, était encore père de plusieurs autres enfans, qu'il avait formés aux bonnes mœurs et à la religion.

Le patricide avait toujours manifesté, depuis son retour de nourrice, un esprit de contrariété et peu conciliant, qu'il avait conservé ou augmenté à mesure qu'il avait avancé en âge. On dit que sa nourrice était une femme très-méchante et très-irascible, et elle avait un mari violent et ivrogne; ce qui amenait souvent des disputes dans le ménage, pendant lesquelles les époux s'accablaient d'injures, et se battaient sous les yeux du nourrisson. Enfin, le plus horrible crime de la nature a été puni peu de temps après, par le même supplice, dans le même lieu.

Je connais la femme d'un manœuvre habitant de la ville, qui est bien constituée et bien portante, et qui, pendant plusieurs années, a fait le métier de nourrice mercenaire : elle s'en acquittait avec tant de soins et d'attentions, qu'elle était recherchée par les femmes grosses et opulentes, très-long-temps avant d'accoucher.

Cette femme a eu cinq enfans, qu'elle a nourris pendant neuf à dix mois, et qui vivent tous, bien constitués et jouissant d'une bonne santé. Chacun de ses enfans a été remplacé par autant de nourrissons qui lui avaient été donnés à nourrir par des dames de la ville. Elle les a nourris pendant un an chacun, et les a rendus successivement tous les cinq, bien gras, bien vigoureux, et ayant l'apparence du plus solide embonpoint. Cependant, vers la fin de la troisième année après l'allaitement, les cinq nourrissons sont morts de la fièvre étique, après avoir langui pendant long-temps. Il n'y a pas de doute que le lait de cette femme n'ait été trop gras et trop nutritif, pour convenir à la constitution de ces nourrissons, dont l'embonpoint avait été forcé. Il est d'expérience qu'un lait trop gras, trop épais, produit le plus souvent des empâtemens au mésentère, et autres viscères du bas-ventre, qui dégénèrent en obstructions, et deviennent la cause immédiate du dépérissement et de la fièvre étique qui s'ensuivent.

J'ai fait ouvrir le cadavre du dernier nourrisson. La portion du mésentère, qui sert d'attache aux intestins jéjunum et iléon, était épaisse de quatre à cinq lignes, remplie de grumeaux ou tubercules très-durs. La rate paraissait très-alongée et desséchée : le foie avait un volume double de ce qu'il doit être à cet âge. La partie convexe, ou la grande courbure de l'estomac, était également épaissie et tuberculeuse.

J'ai vu, pendant l'espace de deux ans, la veuve d'un militaire, qui, à l'âge de soixante-quatorze ans, était attaquée d'une hémiplégie, qui la retenait habituellement au lit. La paralysie s'était étendue jusque sur les sphincters des voies urinaires et fécales ; ce qui obligeait la malade à se lâcher sous elle continuellement, et rendait son service très-désagréable et dégoûtant.

Lorsque j'allais visiter cette respectable dame, à laquelle ses enfans doivent aujourd'hui la fortune considérable dont ils jouissent, les deux demoiselles ses filles, qui demeuraient avec elle, venaient alternativement me conduire jusqu'à la porte, afin de causer avec moi sur l'état de leur mère. Mais, dans nos conversations, que

n'ai-je pas entendu ? que n'ai-je pas remarqué ?
Oh ! quelle différence de sentimens et d'affection !
je ne puis y penser, sans être profondément affligé
et indigné.

L'une de ces demoiselles fondait en larmes,
quand elle m'entendait lui répéter, que je ne
voyais pas de possibilité de guérir sa mère, et
elle ne cessait de me dire : « M. le Docteur,
conservez ma mère pendant de longues années,
et je vous en aurai une éternelle obligation :
ne négligez rien de tout ce que vous croyez
pouvoir lui convenir ; je ne puis me faire à l'idée
de la perdre. »

L'autre demoiselle me disait, au contraire,
qu'il était bien pénible et bien dégoûtant d'être
auprès de la malade. En vérité, on ne peut plus
y tenir, ajoutait-elle ; et si cela est encore long,
tout le monde désertera de la maison. Qu'elle
serait donc heureuse de mourir ! Croyez-vous,
Monsieur, que cela sera encore long ? Et lorsque
je lui répondais que cela me paraissait devoir
être, elle me répliquait aussitôt : Tant pis : cela
ne finira donc jamais !

Je ne me permettrai point de réflexions sur la
manière de penser des deux sœurs ; je dirai seulement, avec tous ceux qui en ont été les témoins, que l'une pénétrait l'ame de sensibilité,
et l'autre, qui est morte peu de temps après sa
mère, exaspérait de douleur et de réflexions fâcheuses sur le sort de notre humanité. Mais je
n'ai point été étonné de cette disparité de sentimens et d'attachement, lorsque j'ai su que la
première avait été nourrie par sa mère, et la
seconde par une mercenaire.

Tout le monde a ouï parler, il y a vingt ans,
de l'histoire de ce scélérat qui, à l'âge de dix-

sept ans, poignarda sa mère dans un bois, parce qu'elle lui avait refusé six louis dont il avait besoin, pour payer une dette qu'il venait de faire au jeu. On a su que ce parricide, qui avait été éloigné de sa mère dès sa plus tendre jeunesse, et qui ne l'aimait pas, disait-il, avait été nourri et élevé à la campagne par la femme d'un boucher. Il n'y a pas de doute qu'il avait acquis le goût de l'effusion du sang, par le métier qu'il a vu faire sous ses yeux au nourrissage.

Pendant que je faisais mes cours de médecine à Paris, j'étais lié d'amitié avec un Suisse du canton de Zurich, qui suivait les mêmes cours que moi. Un jour il me fit appeler chez lui, rue de la Harpe, pour me remettre une lettre qu'il adressait à sa mère, et qu'il me chargeait de mettre à la poste. A peine m'eut-il dit quelques paroles, qu'il tomba dans des convulsions violentes. Je fus chercher M. *Louis*, secrétaire perpétuel de l'Académie de Chirurgie, dont il était connu très - particulièrement. Ce célèbre chirurgien lui prescrivit une potion qui calma promptement les convulsions; mais le malade demeura toute la journée dans un état de stupeur et de morosité, avec une grande fièvre. On le trouva mort le lendemain, par suite d'un vomissement de sang qu'il avait eu durant la nuit.

J'avais conservé, par oubli, la lettre dans ma poche : j'en parlai à M. *Louis* en allant lui annoncer la mort de mon condisciple, qu'il attribua à l'effet de quelque poison. Il ouvrit la lettre, qui contenait ce qui suit : *Ma mère, vous ne m'aimez pas, puisque vous me refusez tout, pour le donner à Joseph, que vous avez nourri, et qui est votre fils chéri. Priez Dieu pour* Louis, *parce que vous êtes cause de sa mort.*

Ce jeune homme était fort studieux : il achetait beaucoup de livres, et n'avait d'argent que pour cet usage. Il se nourrissait très-mal. Nous étions tous deux à la veille d'aller prendre nos grades à Montpellier. Déjà il avait achevé sa thèse, qu'il devait soutenir pour le baccalauréat, *sur les dangers et l'injustice de l'allaitement mercenaire*, dont il paraît qu'il a été la victime.

Les observateurs de tous les pays peuvent fournir un grand nombre d'exemples plus ou moins frappans des dispositions que l'homme contracte pendant les premières années de sa vie, par l'effet des faits qui frappent ses sens. Ne remarquons-nous pas tous les jours que les enfans, nourris par une femme colère, ou violente, ou méchante, participent tellement du caractère de leur nourrice, que très-souvent il est impossible de détruire cette disposition par une éducation subséquente, quoique bien suivie.

Une terre négligée, dit *Horace*, produit de mauvaises herbes : *Neglectis urenda filix innascitur agris*. Mais, que sera-ce donc, quand on y jetera avec profusion les semences des mauvaises herbes ! Bientôt elles étoufferont les semences des vertus que nous apportons en naissant : *Sunt ingeniis nostris semina innata virtutum*. Cicer.

Pères et mères, qui êtes dans le cas d'avoir des enfans à allaiter et à former aux bonnes mœurs, êtes-vous enfin convaincus de la nécessité de renoncer à l'allaitement mercenaire, à cause des chances fâcheuses qu'il vous présente, et sur lesquelles vous ne pouvez demeurer indifférens, après les faits que je viens de vous mettre

G 3

sous les yeux ? Oserez-vous tenir à vos déterminations injustes, irréfléchies, et à vos préjugés
insensés, contre la plus fatale expérience, en
dédaignant de mettre à profit, pour vos enfans,
les sages réflexions et les avis peremptoires
que tant d'autorités vous présentent ? ou bien,
pouvez-vous maintenant faire aucune objection
valide contre le sentiment de tous ceux qui vous
fournissent tant d'inductions les plus explicites ?
Non, sans doute ; car je vous vois tremblants
et attérés par la massue d'Hercule : je vous vois
effrayés, avec juste raison, des milliers de dangers qui sont prêts à fondre sur vous ; et ne
voir plus autour de vous et de vos enfants, que
des exemples frappans, multipliés et identiques,
des malheurs et des maux que je vous ai tracés.

Mais tirons le rideau sur cette terrible perspective : comblons au plutôt le précipice affreux.
Saisissez le présent, sans toutefois l'échapper : et
mettez bien à profit la réflexion de *Duclos*.
« Nous avons tous dans le cœur, dit l'académicien,
des germes des vertus et des vices. Il s'agit d'é-
touffer les uns et de développer les autres. »

Et celle de *Voltaire*, dans *Zaïre* :

....... Les soins qu'on prend de notre enfance
Forment nos sentimens, nos mœurs, notre croyance.

Oui, pères et mères, je veux croire à votre
conversion : et je vous vois regarder, avec
tous les médecins et les moralistes, le lait des
mercenaires comme une nourriture délétère,
la plus dangereuse que vous puissiez donner à
vos enfans, quand vous ne serez point assurés
que les qualités physiques et morales d'une nourrice conviendront parfaitement à la constitution,
à la santé, aux habitudes et aux mœurs que vous

voulez donner à vos enfans : je vous vois regarder avec eux, au contraire, le lait des animaux comme la nourriture la plus saine, la plus
bénigne, dont vous puissiez nourrir vos enfans,
quand vous ne pouvez pratiquer l'allaitement
maternel, moyennant toutefois qu'ils la rece-
vront par vos soins, et sous votre surveillance
immédiate ; enfin, comme pouvant seule suppléer, avec le plus d'avantage et le moins de
risques, l'allaitement maternel.

Si vous pouviez balancer encore sur votre choix,
je vais achever de vous décider, en vous pré-
sentant subsidiairement toute la pensée d'un
médecin champenois, au commencement du
dix-huitième siècle, dont l'autorité n'est pas
moins irréfragable que celles que je vous ai fait
connaître sur la préférence qu'on doit accorder
au lait des animaux sur celui des femmes,
dont on ne connaît ni l'état de santé, ni la
moralité.

Le docteur *Pierre Bailly*, dans ses *Questions
naturelles et résolues*, nous dit : « La con-
formité de l'espèce de température et de mœurs,
seroit assez capable de nous arrêter et favoriser
au lait de femmes par-dessus celui des autres
animaux, si nous ne le voyions négligé pour suivre plutôt celui des animaux. Mais d'où pour-
roit bien venir ce choix ? seroit-il point fondé
sur ce que les femmes sont plus maladives que
les autres animaux, et craignant de contracter
quelques secrètes maladies, nous aimons mieux
jouer à l'asseuré, que de nous mettre au hasard ?
Ou bien seroit-ce point que les maladies de
l'ame sont plus à craindre que celles du corps ?
et sachant bien que le plus grand vice qu'aye
un animal soit ce qui le rend arresté et cahu,

qui n'est pas grand chose, en comparaison de tant d'autres taches que souvent couvent les femmes soubs le masque d'un beau visage; car il est certain que, selon la nourriture que nous prenons, notre conplexion et nos mœurs se changent à la longue. Ce n'est pas sans cause, si on prend garde exactement au choix des nourrices, principalement pour les filles, esquelles on requiert une plus grande perfection. Davantage le mescontentement que beaucoup de personnes reçoivent de leur condition assez chétive, et sujette à tant de changemens, les porteroit-il point plutôt au choix d'une vie brutale et purement naturelle, où l'on voit un état borné, satisfait et coutent, désirant d'être plutôt changé en cet animal, comme *Apulée* ( puisqu'on peut tenir de sa condition par cette nourriture ), que de se voir toujours en si grand changement et mescontentement, estant en cela les brutes plus heureuses, comme quelques anciens rêveurs ont professé? Cela seroit aucunement vraisemblable, puisque nous avons une inclination naturelle de ne plus retourner au lait de femme, quand nous en sommes sevrés, encore qu'il soit de très-bonne nourriture, quand il est bien choisi. »

Je ne prétends pas néanmoins inférer des faits que je viens de rapporter, que toutes les affections vicieuses de l'homme puissent dépendre uniquement de l'allaitement mercenaire et du défaut de surveillance et de soins immédiats de la part des pères et mères sur les enfans nouveaux-nés. Je sais trop combien il est commun de remarquer une disparité ou une opposition plus ou moins marquée et plus ou moins grande dans le caractère et les penchans des enfans nés de même père et de même mère, et qui ont été

également allaités ou nourris par la mère ,
soit de son lait, soit de toute autre manière :
mais ces exemples sont infiniment plus rares.
Le premier de tous se rencontre dans les enfans
de la première femme. Eve eut deux fils : le
premier, nommé *Caïn*, était violent, féroce ,
sanguinaire ; et ce fratricide fut, sans nul doute ,
le premier monstre des êtres animalisés et en-
gendrés : le second, nommé *Abel*, était doux ,
paisible et vertueux ; cependant l'un et l'autre
avaient certainement été nourris et élevés par
la même mère.

Sans vouloir m'arrêter ici à la recherche et à
la discussion physiologique des causes efficientes,
physiques et morales qui, en agissant sur la formation et le développement du fœtus dans le
sein de sa mère, lui impriment nécessairement
et spontanément telle ou telle disposition organique aux affections sanitaires ou morbifiques ,
purement corporelles, et aux affections vertueuses
ou vicieuses, purement sensitives, je répéterai
ce que j'ai dit précédemment, qu'il dépend de la
première éducation, dans les premiers momens
de la vie, d'en développer ou d'en fortifier ,
ou d'en atténuer les faces ou profils, c'est-à-dire,
les nuances les plus apparentes.

Or nous devons croire, et ce fait est vrai,
qu'une nourrice mercenaire, qui n'a d'autres
intérêts que de s'assurer le paiement de son lait
et de ses soins, aussi long - temps qu'elle le
pourra, ne s'occupera point à réformer les vices
naissans de son nourrisson : je dis plus ; c'est
qu'elle sera plutôt portée à les favoriser, parce
qu'elle y trouvera moins de soins à donner, et
alors plus de tranquillité. Elle abandonnera donc
l'enfant à toute la force expansive dont ses in-

clinations naissantes pourront être susceptibles,
d'autant mieux que quelque vicieuses elles
soient, elles ne peuvent jamais devenir pour
elle un sujet de crainte pendant le court espace
de temps qu'elle doit le conserver. D'un autre
côté, en supposant qu'elle fût en état d'agir
avec quelque succès contre les penchans qu'elle
verra naître, voudra-t-elle le faire ? N'aurait-
elle pas à craindre qu'on ne l'accusât de gour-
mander l'enfant, et qu'alors on ne le lui retirât ?
Tandis, au contraire, que les pères et mères,
essentiellement et immédiatement intéressés à
réprimer les mouvemens vicieux de leurs enfans,
dont ils doivent, avec raison, redouter les effets
dans un âge plus avancé, s'occuperont indu-
bitablement, et sans relâche, à les combattre
et à les détruire à fur et à mesure qu'ils les
verront naître, par des moyens toujours plus
efficaces, en ce qu'ils seront plus prompts et
mieux conçus. Je dirai la même chose, à l'égard
des dérangemens de la santé ou de la constitution physique du corps.

Concluons, d'après l'étiologie que je viens de
donner, que les vices du cœur, et la mauvaise
constitution du corps de l'homme, naissent et
se développent le plus généralement par la faute
des pères et mères : 1.º Pendant l'allaitement maternel ou à domicile, quand ceux-ci, par une
tendresse flexible, versatile, mal entendue, ou
par des soins indifférens, ineptes, n'ont point
le courage ou la volonté de réprimer les dérangemens qu'ils remarquent dans les premiers dé-
veloppemens de l'enfance ; 2.º Pendant l'allaitement mercenaire ou hors domicile, quand ceux-
ci ont livré leurs enfans entre des mains incapables de réprimer ces mêmes dérangemens, et

peut-être encore dans le cas de les faire naître,
et de suggérer de mauvaises inclinations, ou
constituer quelques affections morbifiques.

Quoiqu'il en soit, dans l'allaitement à domicile, le père et la mère sont tous les jours en
position d'arrêter le mal dans son principe et
dans ses progrès ; et il est bien rare qu'ils n'y
parviennent pas, s'ils s'en occupent réellement;
d'autant que les premiers effets ne manquent
pas d'être aperçus ou par l'un ou par l'autre.
Il n'en est pas ainsi dans l'allaitement hors domicile ; car, lorsque l'enfant revient du nourrissage, déjà le père et la mère ne sont plus à
temps de remédier aux premières impressions
qu'il a reçues; il faut au moins des secousses
plus vives, plus répétées, et des soins plus
soutenus, que peut - être ils n'osent ou qu'ils
hésitent de lui donner. Le mal, oui tout le mal
est fait ; il a jeté de profondes racines dans les
bases de la constitution et des facultés intel-
lectuelles naissantes ; et souvent il devient incurable, ou l'issue en est très-douteuse. Le père
et la mère sont plus occupés alors de favoriser les
goûts et les habitudes de l'enfant, pour se l'attacher et lui faire perdre l'idée de sa nourrice,
que de contrarier et attaquer radicalement ses
défauts ou ses vices, que d'ailleurs ils ne connaissent pas, et sur lesquels ils ne cherchent
pas à s'instruire, en y fixant leurs premières
attentions : ils veulent des caresses; et, pour en
obtenir, il faut tout lui passer. On fait donc un
*enfant gâté* au physique et au moral, c'est-à-
dire, un volontaire, un fantasque, un paresseux
et souvent un méchant, qui se trouve le plus
ordinairement doué d'une frêle ou mauvaise
constitution.

Il est un fait constant, et qu'on ne peut révoquer en doute, c'est qu'un enfant unique,
nourri par une mercenaire, devient l'enfant
gâté du père et de la mère au retour du nourrissage ; tandis qu'il n'arrive presque jamais que
celui qui a été allaité et nourri à domicile, soit
l'enfant gâté de tous deux en même temps, à
moins toutefois qu'on ne trouve dans le père et la
mère une indolence, un défaut d'éducation et
de bon-sens, qu'ils partageraient au même degré ;
ce qui n'est guère présumable.

L'habitude de voir et de soigner chaque jour
une plante qui commence à jeter ses pousses,
et à élancer ses rameaux, permet au cultivateur
qui la voit naître et se développer pour son intérêt particulier, d'en favoriser la végétation,
si elle languit, et d'en rectifier la direction organique à fur et à mesure qu'il s'aperçoit que celles-
ci ne suivent pas leurs élans naturels, et s'écartent de leur pente ordinaire, ou de celle qu'il
veut leur donner. Ce qui a échappé dans un moment à son œil observateur, il le saisit le lendemain ou l'instant d'après, et il se hâte d'autant
plus de corroborer ses améliorations, qu'il espère
en retirer plus d'avantage, et le prix de ses peines
et de ses assiduités. Aujourd'hui en se promenant,
il gratte la carie qui attaque la tige de sa plante ;
un autre jour, il coupe les branches gourmandes
qui l'altèrent et qui l'épuisent. Tout ce travail, ce
redressement, cette surveillance, se font insensiblement, et sans ébranler sa croissance : bientôt,
au contraire, toute la plante fructifie ; elle croît
avec tout l'appareil de la vigueur et de la rectitude
de ses proportions naturelles, ou conformes au
génie de son cultivateur, qui voit chaque jour,
avec un nouveau plaisir, embellir l'ordonnance de

ses distributions. Mais, si la plante est mal soignée ou gênée dans le développement de sa structure ( ce qui arrive, lorsqu'elle est abandonnée dans une terre ingrate, aride, inculte, épuisée, ou dont les sucs sont altérés ), et isolée de l'œil intéressé à la conserver et à la faire fructifier; elle devient, en croissant, un squelette mal assemblé, ou un avorton informe, que la corruption désorganise et pourrit bientôt.

En vain le cultivateur essaierait ensuite de remédier à ce vicieux accroissement, même par des soins plus multipliés, et par les efforts les plus constans de son art; tout ce qu'il peut faire, c'est de soutenir plus ou moins de temps la vie chétive de la plante, ou d'entretenir l'harmonie difforme de sa construction, jusqu'à ce qu'il l'abandonne, ou qu'il l'arrache, lorsqu'il voit l'inutilité de sa labeur.

Eh! peut-on douter que toutes les chances évolutives de l'accroissement, et du développement physique et moral de nos facultés dans l'enfance livrée à l'allaitement maternel ou à domicile, ou à l'allaitement mercenaire ou hors domicile, ne soient parfaitement identiques avec celles de l'état végétatif de la plante soumise aux soins et à la culture d'un bon ou d'un mauvais agriculteur?

Maintenant, que me reste-t-il de plus à dire et à prouver, pour faire sentir aux pères et aux mères toute l'importance et la dignité de leurs devoirs envers leurs enfans nouveaux-nés? Rien, sans doute; puisque je ne crois pas avoir négligé aucun des moyens les plus capables de les persuader, et de les ramener vers ce but si utile et si cher, lorsqu'ils s'en seront éloignés. Mais, si quelques - uns résistaient encore aux grandes vérités que j'ai soumises à toute leur attention et à toute leur sollicitude, que resterait-il à faire?

Ne serait-il pas permis de considérer ces réfractaires aux lois de la nature et de l'humanité, comme atteints et convaincus de la forfaiture anti-sociale, et de l'insouciance la plus criminelle envers leurs enfans? Ne pourrait-on pas invoquer contre eux, comme à Athènes et dans les autres villes de la Grèce, les lois civiles et toute l'animadversion des différentes classes des citoyens? *Decretales in ministerio Archontis, contra maternitatem corruptam* (Text. 11, paragr. 7.).

N'est-il pas de principes politique et social, que quand, dans un état civilisé, les efforts du sentiment, les moyens de persuasion, la morale religieuse et les malheurs privés, sont nuls pour arrêter des effets qui sont regardés comme des délits ou matière de délits nuisibles à la société, il faut que l'autorité intervienne, et frappe indistinctement ceux qui les commettent, et même ceux qui les souffrent, ou qui les provoquent?

Le législateur ne pourrait-il pas, en pareil cas, condamner à une amende le père et la mère convaincus d'un tel délit? ne pourrait-il pas même les condamner solidairement, si l'enfant nouveau-né venait à mourir au nourrissage hors de leur domicile, à payer à l'État une somme équivalente à la part que l'enfant aurait obtenue dans leur succession? Cette amende pécuniaire pourrait être appliquée à l'hospice le plus voisin, pour être employée aux dépenses que nécessitent la nourriture et l'entretien des enfans trouvés ou abandonnés.

Cette loi tutélaire de la première enfance deviendrait bientôt tellement redoutable et ignominieuse, que je ne crois pas qu'elle aurait souvent son application. Eh ! quels sont les époux qui oseraient alors s'exposer à acquérir, par l'effet d'un jugement, le déshonneur d'être un mauvais père ou une mauvaise mère ?

Il n'y a pas de doute que tout rentrerait aussitôt dans l'ordre naturel. Le Gouvernement y gagnerait dans la conservation, la vigueur et la moralité de sa population ; les familles seraient mieux harmonisées ; les sociétés mieux composées, et plus concordantes dans leurs principes. La médecine seule y perdrait la fréquence d'un très-grand nombre de maladies qui, depuis plus d'un siècle, ont singulièrement étendu son domaine. Je ne pense pas qu'aucun médecin dût regretter cette perte, qui serait entièrement au profit de l'humanité, et bien certainement des mœurs. Si je pouvais cependant n'être pas d'accord avec quelques gens de l'art, qui, faisant de la médecine un métier, spéculent sur les conseils qu'ils donnent à tort et à travers, contre l'allaitement maternel ou à domicile, je leur abandonne cette sorte de lucre, qu'ils font ici remplacer l'honneur et la délicatesse de leur profession. Il n'y a guère que certains êtres amphibies auxquels on pourrait adresser ce reproche, et qui font ordinairement plus de bruit que de bonne besogne: ils babillent avant l'expérience. *Duo in Medicina fulcra sunt : ratio et experientia. Experientia praecedit, ratio sequitur.*

En proposant mes moyens de répression et de restauration, on concevra très-probablement que je n'ai suivi que mon zèle et mon entier dévouement à la chose publique, dans ce qui me paraît lui importer le plus, sur-tout par rapport aux générations futures; car l'affaiblissement et la dégénération spontanée de l'espèce humaine, dans la population des cités, a, je crois, pour première cause, les abus et les préjugés que j'ai entrepris de réformer. Or un des moyens de restaurer efficacement les races dès les premières générations, ne doit-il pas se trouver dans la destruction radicale de ces mêmes abus et préjugés?

Personne ne contestera sans doute l'affirmative, à moins qu'on ne suppose la nécessité de l'abâtardissement, et du dépérissement progressif des races, pour arriver à leur extinction absolue. Le système de la microcosmie est tellement impénétrable, que c'est à Dieu seul, qui en est l'auteur, qu'il appartient d'en connaître le terme. Notre intelligence et notre philosophie se confondraient inutilement à rechercher le *modus agendi* de l'impulsion générale, imprimée aux différens règnes de la nature : il faut se taire, et adorer la main toute-puissante du Créateur, sans vouloir approfondir ses décrets. Je reviens à mon sujet.

Avant de commencer mon travail sur une matière aussi délicate que celle que je viens de traiter, et qui, depuis trop long-temps, a ouvert un vaste champ aux plus sérieuses et aux plus intéressantes réflexions sur le sort précaire des dispositions de l'homme dans l'état de la première enfance, je ne m'étais point dissimulé combien il était au-dessus de mes forces, malgré les guides dont je me suis constamment environné. Actuellement que je vais le terminer, je le trouve bien au-dessous de ma volonté. Mais, je n'ai consulté, en l'entreprenant, que mon désir ardent

d'être

d'être utile à mes concitoyens et à ma patrie, sans être effrayé des obstacles nombreux et impérieux que j'avais à vaincre pour avoir la satisfaction de réussir. Toutes mes vues, ainsi que mes vœux, ont été présentées d'une manière évidente. Je désirerais qu'ils fussent couronnés par un résultat aussi certain qu'il est vivement désiré. Je laisse à une touche plus habile, plus exercée et plus persuasive que la mienne, à mettre la dernière main à l'exécution d'un plan que je n'ai fait qu'ébaucher, et qui est susceptible d'être présenté au public avec plus de génie et d'avantage.

Puissent les tableaux effrayans, et malheureusement trop vrais des dangers de l'allaitement mercenaire, arrêter à l'avenir les femmes qui songeraient à ne point allaiter de leur lait, ou à ne point faire nourrir sous leurs yeux, leurs enfans nouveaux-nés ! Puissent les cris de la nature, de la conscience et de la religion, se joindre à mes vœux et à ceux de toutes les autorités que j'ai rassemblées dans cet ouvrage, pour les faire entendre et les graver, d'une manière indélébile, au fond du cœur des nouvelles accouchées !

Espérons, avec tous les amis de l'humanité, que bientôt on ne rencontrera plus de mère qui ait besoin d'être pressée de remplir un devoir aussi saint que celui de l'allaitement, à domicile, de ses enfans. Espérons que bientôt toutes s'empresseront, par cette pratique si naturelle et si majestueuse, de se mettre, elles-mêmes et leurs enfans, à l'abri d'une infinité de maux et de maladies qui sont, le plus souvent, aussi difficiles à détruire que l'hydre de Lerne. En effet, depuis long-temps les maladies laiteuses (qui, comme le caméléon, se montrent sous toutes sortes de forme et de complication ) ont fait, pour la plupart, le désespoir des médecins, de tous ceux même qui s'en sont occupés le plus particulièrement pendant de longues années d'étude et de pratique. Il est peu de remèdes, peu de moyens de l'ancien et du nouveau monde, que l'on n'ait employés pour les combattre ; et à peine s'il s'en trouve quelques-uns sur lesquels un médecin puisse valablement compter.

Toutes ces maladies, ainsi que je crois l'avoir suffisamment démontré par le raisonnement et par les faits d'une longue expérience, offrent presque toujours, dans l'évolution de leurs symptômes, et dans les révolutions de leurs modes ou de leurs périodes, des effets plus ou moins destructeurs de l'économie animale. On sait qu'elles sont engendrées par un principe orgasmique délétère, qui devient, par ses mouvemens d'épistase et de métastase, nécessairement et promptement corrupteur des facultés organiques, vitales et sensitives, sur lesquelles il se précipite comme un torrent dévastateur, et sur lesquelles enfin il se fixe, au point de ne pouvoir plus en être évincé, qu'en opérant la désorganisation spécifique des parties où il siège.

Suivant les annotations que j'ai faites sur mes journaux de clinique médicale et de consultations, dont je viens de faire le relevé, en ce qui concerne les maladies ou affections laiteuses, il se trouve que, depuis l'année 1776, j'ai traité, soit immédiatement sous mes yeux, tant à Paris, qu'à Verdun, Metz et Chaalons, soit sur mémoires à consulter, qui m'ont été adressés dans l'une ou l'autre de ces résidences, ou à Montgarny, le nombre de cinq cent soixante-

quatre femmes, malades par suite de l'étouffement et de la répercussion du lait après la couche :
elles étaient atteintes de l'un ou de plusieurs des
accidens et symptômes que j'ai énoncés précédemment aux pages 13 et 14. Dans le seul mois
de septembre dernier, j'ai donné mes conseils
pour trente-neuf femmes malades par suite de
lait répandu ; et actuellement, au mois de fé-
vrier, j'en ai seize dans les remèdes pour même
cause.

Excepté les malades que j'ai désignées plus particulièrement aux pages 70 et suivantes, toutes
les autres étaient attaquées de maladies ou affections lentes, chroniques, qu'elles conservaient
depuis long-temps : j'en ai remarqué spécialement
quarante-deux avec des engorgemens aux seins,
aux aisselles ou aux aines, qui, chez quatorze
de ces femmes, avaient dégénéré en cancers ou
en ulcères fistuleux. Onze femmes avaient des
ulcères à la matrice, avec des pertes habituelles
plus ou moins considérables, et des douleurs
lancinnantes, locales et permanentes. Dix-sept
étaient tombées dans la phthysie pulmonaire.
Trente-quatre étaient hydropiques, dont huit
ascites et cinq hydropisies de poitrine. Deux
cent dix-neuf avaient des empâtemens et obstructions à quelques viscères du bas-ventre. L'une
d'elles, M.<sup>me</sup> *de Condé*, propriétaire de verrerie,
demeurante à Biesme près Sainte-Manéhould,
était dans un état cachectique depuis trois ans,
lorsqu'elle m'a consulté. Elle a rendu pendant
le cours de mon traitement, par les voies urinaires, une telle quantité de petits vers, qu'ils
formaient dans les urines un dépôt de six à huit
lignes sur un gobelet d'urine du matin. Ces vers
étaient bien vivans ; ils ressemblaient assez régu-

H 2

lièrement à ceux qu'on remarque dans le fromage de ménage en pourriture. Elle est parfaitement guérie, et bien portante depuis huit ans.
Comme ce fait est très-extraordinaire, je me
suis permis de décliner ici le nom de cette mère
de famille respectable.

Les autres affections ont été moins communes
dans l'état d'isolement; mais elles se sont trouvées
très-souvent réunies aux principaux caractères
ci-dessus : je dois observer que les fleurs blanches,
plus ou moins abondantes, se sont rencontrées
chez la presque totalité de ces malades.

Suivant les mêmes annotations, je remarque
que j'ai donné mes conseils pour cent quarante-
sept enfans qui avaient été abandonnés au nourrissage mercenaire. Ils étaient atteints de quelques-
unes des maladies ou affections que j'ai rapportées
aux pages 35 et 36 ; et il n'y a pas de doute
qu'ils les avaient acquises à ce nourrissage ; d'autant mieux qu'en sortant du sein de leurs mères
ils avaient une constitution vigoureuse et saine ;
et que les pères et mères, bien portans d'ailleurs,
ne paraissaient avoir aucune disposition aux maladies dont leurs enfans étaient atteints en revenant du nourrissage. Plusieurs de ces enfans
sont péris dans l'année après leur retour : un
grand nombre ont conservé une frêle existence,
à force de soins, et quelques-uns seulement paraissent jouir aujourd'hui d'une bonne santé.

Le carreau, le muguet, le rachitisme ou le
nouage, l'ecclampsie et la gale avaient attaqué
environ les deux tiers de ces enfans : ceux qui
ont succombé le plutôt et le plus promptement,
sont ceux qui étaient atteints du carreau et de
l'ecclampsie.

Puisse la philosophie moderne, à laquelle nous

devons la plus étonnante et la plus complette révolution dans le système entier de nos connaissances et de nos vieilles habitudes, dont la plupart, après avoir été agitées en tous sens, ont été détruites ou rectifiées dans plusieurs de leurs parties constituantes : puisse ( dis - je ) cette philosophie nouvelle, qui nous a fait tant de maux, se réunir sincèrement à la religion, dont elle ne devait jamais être séparée, et ne continuer désormais son influence sur les esprits qui établissent ou dirigent nos institutions sociales, que pour y étendre ses bienfaits jusqu'à la destruction entière des abus et des préjugés qui, comme ceux que j'ai désignés, ont tant de rapports avec la vie, les mœurs et la santé de l'homme, premières sources de la force et de la prospérité des nations !

Puissent aussi les nouvelles institutions, sous notre Gouvernement régénérateur, s'environner de toute la confiance qu'elles méritent, et acquérir en même temps toute l'utilité dont elles sont susceptibles ! Déjà, on les voit ouvrir à la Nation française un autre Pactole, qui sera, pour nos enfans et pour les générations futures, une mine plus riche et plus féconde que les flots qui charient l'or dans le fleuve de la Lydie. « Telle » est ( dit *Virgile* ) au retour de la belle saison, » l'ardeur et l'activité des abeilles, dans les » campagnes fleuries, lorsqu'elles font sortir de » la ruche un essaim de jeunes mouches : »

*Qualis apes, aestate novâ, per florea rura*
*Exercet sub sole labor, cùm gentis adultos*
*Educunt fœtus.......... (* AENEID. *Lib. I.*)

Et vous, Filles de l'Opulence et des Arts, favorites des Muses, qui pouvez tout, et qui faites tout agir dans le cœur des humains, montrez-nous constamment à l'avenir, lorsque vous deviendrez épouses, que vous n'avez voulu changer de titre, que pour vous revêtir irrévocablement de celui de bonne et prévoyante mère.

Sexe toujours aimé, qui êtes l'organe le plus actif et le plus exercé à électriser nos plus vives affections, autant qu'à nous soutenir, nous consoler et nous secourir dans nos peines et nos maladies, même aux dépens de votre santé, de votre fortune, et quelquefois de votre vie : sexe toujours aimant, toujours doux, toujours sensible, qui commandez à l'homme le plus austère, et qui, par caractère autant que par tempérament, démontrez le plus de sentimens et d'expressions affectives dans l'union conjugale, cessez de vous montrer à nos yeux aussi souvent indigne du plus beau rôle que vous a confié l'Auteur de la nature, et notre amour pour vous. Cessez, dans les premiers rangs de la société, où la Providence vous a placé pour servir d'exemple, de vous prévaloir de plaisirs et de jouissances futiles et éphémères, qui vous éloignent de l'attitude respectable que vous devez tenir dans les plus augustes fonctions d'une épouse devenue mère.

Mères, montrez-vous, dans ce nouveau siècle, plus fermes et plus inébranlables dans vos résolutions sur vos premiers devoirs, que trop souvent légères et indifférentes dans vos déterminations d'épouses chéries, et que rien ne puisse plus vous faire oublier l'une des premières obligations de l'hyménée. Montrez-nous que vous n'avez, en effet, contracté l'engagement de devenir mères, en vous mariant, que pour vous asservir, volontairement et sans murmures, à tous les dégoûts, à toutes les privations, à toutes les peines et à toutes les sollicitudes qui sont inséparables de la maternité.

Mères, usez pleinement de tout votre empire sur nos cœurs, et de tous vos avantages dans la société, pour les faire servir au bien - être et au bonheur de ces intéressans rejetons que vous nous donnez; et que jamais aucune considération, aucun prétexte de frivolité, ou d'intérêt de lucre ne vous fassent enfreindre, sans les plus urgens motifs, la résolution que vous aurez prise d'allaiter de votre lait, ou de faire nourrir, sous vos yeux et dans votre domicile, vos enfans nouveaux-nés; résolution qui appartient à vos droits les plus légitimes, les plus naturels et les plus sacrés.

Meres, gardez-vous à jamais d'un refus ou d'un abandon qui deviendrait pour vous un titre de réprobation auprès de cette divine Providence qui vous a instituées pour féconder et éclore les élémens de l'existence physique et morale de l'homme, et qui, en flétrissant votre caractère auguste, serait encore pour vous une cause volontaire et toujours active, toujours permanente de maux et de malheurs, dont vous pourriez devenir très - promptement, avec vos enfans, les victimes du côté de la santé et des mœurs, comme je vous l'ai prouvé. Vous êtes instruites par les plus tristes et les plus fâcheuses observations et par les vérités d'expérience que je vous ai présentées dans tout le cours de ma *Félébriologie*, et vous pouvez l'être encore par l'authopsie ou l'évidence oculaire des mêmes faits qui se répètent journellement autour de vous, peut-être même dans votre ménage, dans votre famille ou chez vos amies.

Mères, ne consultez plus que vos devoirs,

H 4

et ne donnez plus d'étreintes à votre tendresse et aux impulsions de votre cœur, à l'égard de vos enfans nouveaux-nés.

Vous, MINISTRES d'un Dieu bienfaisant, Apôtres d'une religion toute sainte et de la morale la plus pure, qui êtes sans cesse occupés à porter au fond de nos cœurs et au sein de nos familles les plus sages instructions et les plus douces consolations : vous qui savez diriger et ramener, avec tant de douceur, de bonté et de prudence, nos déterminations, quand elles s'écartent de nos devoirs et de nos obligations : veuillez seconder nos puissans efforts, pour arrêter et empêcher les maux les plus redoutables que je viens de signaler, et que votre ministère auguste vous met à portée de voir tous les jours : veuillez concerter vos démarches et toute votre influence, avec celles de tous les gens de l'art et de tous les moralistes, qui demandent depuis si long-temps la réforme que je sollicite aujourd'hui dans ma *Félébriologie* : veuillez porter dans la conscience des pères et mères de famille, dont j'ai indiqué et démontré les erreurs dans l'allaitement de leurs enfans, le flambeau de l'expérience.

> Que tout cède à l'expérience
> Qui vous parle ici par ma voix :
> De vos fils éclairez l'enfance ;
> Ils le seront pour vous deux fois.
> Dès le jour qu'un mortel respire,
> Son cœur se partage et soupire
> Entre le crime et la vertu.
> Hâtez-vous : portez sur votre aile
> Un âge tendre, qui chancèle
> Par ses faiblesses combattu.
>
> P. D. BERNARD (*Ode morale sur l'Éducation*).

# AVIS.

J'INVITE les personnes qui auraient fait quelques observations particulières sur les effets de l'étouffement ou de la répercussion du lait par suite de couche, et qu'on appelle plus communément *lait répandu ;* ou sur les effets de l'allaitement mercenaire dans la constitution corporelle, ou dans les affections morales et les inclinations des enfans qui ont été nourris par cette sorte d'allaitement, de vouloir bien me les communiquer. On y joindra tous les détails qui peuvent mériter quelque attention. Ces effets, ou maladies du corps et de l'ame, étant tous d'une importance majeure, ainsi que je crois l'avoir suffisamment démontré dans ma *Félébriologie,* ne doivent point rester ensevelis dans l'oubli pour le public.

Il est très-nécessaire de faire connaître tous les exemples des maux physiques ou moraux qui appartiennent aux abus et aux préjugés que je viens de combattre ; et sur-tout dans un moment où ces maux s'étendent et se ramifient jusque dans les familles les moins aisées, non-seulement dans les grandes cités, mais jusque dans les communes les moins populeuses. Quiconque aime son pays, sa patrie et l'humanité, doit s'empresser de concourir au redressement de ce désordre politique, moral et anti-social.

Je recevrai, avec reconnaissance, toutes les communications qui me seront faites à cet égard, et je les insérerai dans une quatrième édition de ma *Félébriologie,* avec les réflexions que leurs auteurs auront cru devoir y joindre pour l'utilité générale. On m'adressera les Mémoires en mon domicile, à Châlons-sur-Marne, francs de port.

Je préviens aussi ceux qui auraient la volonté de m'adresser des Mémoires à consulter sur les maladies des femmes à la suite de couches, qu'il est indispensable de faire ces Mémoires avec le plus détail qu'il sera possible, en ce qui concerne les symptômes desdites maladies, et les remèdes qu'on aura employés jusqu'alors. Ces détails sont absolument nécessaires pour établir le diagnostique, et former le pronostic sur le caractère spécial et l'issue des symptômes pathognomoniques ou épiphénomènes de la maladie: ils serviront encore à en diriger la thérapeutique dans le choix et dans la prescription des moyens qu'il convient d'employer pour parvenir à la guérison.

Les articles suivans pourront servir de base à la confection des Mémoires, en y donnant toutefois l'extension ou le développement que les circonstances et la situation des malades exigeront.

En conséquence, on déclarera :

L'âge de la malade ;

Sa constitution habituelle dans l'état de santé, c'est-à-dire, si elle était grasse ou maigre, forte ou faible, et délicate ; plus ou moins sensible et portée aux affections nerveuses, morales ; si elle est sanguine ou bilieuse ;

Si elle était sujette à quelques maladies, et si ces maladies ( qu'on désignera ) étaient permanentes, ou revenaient périodiquement ou irrégulièrement ; son régime de vivre et ses occupations ordinaires ;

Si elle habite la ville ou la campagne, loin ou près des eaux stagnantes ou coulantes ;

Combien il y a de temps qu'elle est accouchée ;

Comment s'est passé le temps de la grossesse, et si elle a été saignée ou purgée, et à quelle époque ;

Si l'accouchement a été heureux et à terme ;

Si l'enfant était bien nourri et vigoureux en naissant ;

Si la malade a bien purgé par les lochies ;

Si le lait est monté abondamment aux seins ; si elle a nourri, et pendant combien de temps ;

Si elle a encore actuellement du lait, ou s'il est totalement séché : dans ce dernier cas, quels sont les moyens qu'on a employés pour y parvenir, et quelle précaution a-t-on prise pour en diriger l'excrétion par les autres voies ;

Si la malade a eu, auparavant cette couche, d'autres enfans, et comment elle s'est comportée dans ses grossesses et à la suite ;

Si la malade garde actuellement le lit ;

S'il y a de la fièvre ; quel en est le caractère , et la tenue des accès : en quel temps, après la couche ou après la suppression du lait, elle en a été atteinte ;

S'il y a quelques maladies ou affections qui affectent l'habitude générale du corps , ou seulement quelques organes ou quelques membres : quel en est le caractère le plus apparent , le siége , et l'époque de leur invasion ;

Si lesdits symptômes ou accidens ont été remarqués avant ou durant la grossesse, pour la première fois ; et si le père ou la mère de la malade n'en auraient point été atteints ;

Si la malade a de l'appétit, de l'altération , et s'il y a quelques alimens ou boissons auxquels elle donne la préférence , ou qui lui réussissent le mieux ;

Si les digestions se font comme dans l'état de santé , et si elle est constipée ordinairement ou sujette aux dévoiemens ;

Si les matières fécales ne contiennent pas des particules concrètes, blanchâtres ou jaunâtres , ressemblant à du lait caillé ;

Si elle a des hémorrhoïdes internes ou externes , et si elles fluent souvent ;

Si les urines sont abondantes ou rares ; si elles sont crues, ou colorées, ou fort rouges , ou sédimenteuses : dans ces derniers cas, si le dépôt qu'elles forment au fond du vase ne contient pas une matière d'un rouge briqueté, ou d'un gris blanc, caséeux, ressemblant à du lait caillé, ou du fromage pourri, ou quelques autres matières ;

Si la malade sue facilement, et si les sueurs sentent l'aigre ou la pourriture ;

Si la malade crache : quelle est la couleur, l'odeur et la consistance des crachats : sont-ils abondans ou rares , sont-ils faciles ou difficiles ;

Si elle mouche facilement ; si elle est sujette aux saignemens de nez ou aux rhumes de cerveau ;

Si les règles vont à l'ordinaire , et si elles sont bien périodiques ou irrégulières ; si elles sont copieuses ou peu abondantes ; si elles sont formées par un sang vif ou pâle, épais ou séreux, ou sanieux ; ou bien si elles sont tout-à-fait supprimées ;

Si les règles sont précédées, ou suivies, ou bien remplacées par des fleurs blanches plus ou moins abondantes ; si cette dernière excrétion fatigue beaucoup la malade, et si la matière en est tout-à-fait blanche, ou jaunâtre, ou verdâtre, fluide ou épaisse et glutineuse ; si elle est âcre et douloureuse au passage ;

Si la malade a déjà fait ou employé quelques remèdes à l'intérieur ou à l'extérieur : quels sont-ils, quels effets ont-ils faits ; s'ils ont augmenté ou diminué la gravité des symptômes généraux ou partiels dont la malade se trouve atteinte ;

S'il y a dans le moment où la malade fait consulter, une grande différence dans l'état de ses forces physiques, ou de ses affections morales, entre celui qu'elle avait en santé, et celui qu'elle a acquis par sa maladie ; et sur-tout si elle a beaucoup moins de forces, moins d'embonpoint, moins de facilité dans l'exercice de ses membres ;

Si elle est mieux couchée dans son lit que lorsqu'elle est levée ; si elle souffre plus ou moins la nuit que le jour, etc.

Si la malade prend quelquefois du laitage pour aliment, ou du petit-lait en boisson : dire si elle en est constipée, ou si, au contraire, cela lui lâche le ventre ;

Enfin, on ajoutera à ce tableau toutes les autres particularités qui appartiendront à la maladie, ou au tempérament de la malade, et qui pourront servir à augmenter l'instruction de son état.

*Notice particulière de quelques Ouvrages et Dissertations* (1) *dont il n'est point fait mention dans ma* Félébriologie.

Axaria, médecin de François premier, roi de France, né à Chlâons-sur-Marne, dans son ouvrage intitulé : *De Morbis muliebribus et recentium natorum.*

Albert : *De Atrophid infantium.*

Aristote : *De Historid animalium*, etc.

Austrius : *De puerorum infantiumque morborum dignotione et curatione.*

Baillou : *De virginum et mulierum morbis.*

Balde-Baldi : *De humanarum propensionum ex temperamento praenotionibus.*

Blondus : *De Morbis puerorum.*

Boerhave : *De Morbis infantium.*

Bostoni : *De Morbis muliebribus.*

Boursier ( Louise ) : *Maladies des femmes et des enfans nouveaux-nés.*

Burton : *Maladies des femmes en couche et des enfans.*

Berger : *De Fluore albo.*

Coinchon : *Idem.*

Cooke : *Maladies des enfans.*

---

(1) Ils sont écrits, en totalité ou en partie, sur la même matière ou sur ses principaux accessoires, et renferment d'excellens préceptes et les meilleures vues. J'en donne les titres, afin qu'on puisse y recourir, si on le juge à propos.

( 126 )

DAVID : *Dissertation sur ce qu'il convient de faire pour diminuer ou supprimer le lait des femmes.*

DELEURYE : *La Mère selon l'ordre de la nature.*

DEPRÉE : *De noxiis nutricum ministerio.*

ETMULLER : *De Morbis infantium.*

FASCHIUS : *De purpured puerperarum.*

FEBVRE DE SAINT - ILDEPHONT : *Manuel des femmes enceintes.*

FERRARIUS : *De arte medicd infantium.*

FISCT : *Maladies des femmes en couche.*

FITZ-GÉRALD : *Traité des Maladies des femmes.*

FOURCROY : *Histoire naturelle des enfans du premier âge.*

FRAISSE : *Maladies des femmes en couche.*

GALIEN : *De infantium curá, quae circd mores ac animi motus adhibenda.*

GASPARD et REYES : *De Morbis infantium.*

GAUTHIER DE CLAUBRY : *Nouvel Avis aux mères qui veulent nourrir.*

GOUBELLY : *Connaissance particulière sur la grossesse et les maladies laiteuses.*

GOUT : *De Morbis infantium.*

GUINTHER : *De gravidarum, parturientium, puerperarum et infantium curâ.*

HARMAND DE MONTGARNY : *Observations sur le traitement de la fièvre puerpérale,* par M. DOUCET; *avec des notes.*

*Précis sur la manière d'employer la bryone ou l'ipécacuanha européen dans le traitement de quelques maladies aigües et les fièvres puerpérales.*

*Instruction sur la fièvre puerpérale aigüe, pour les sages-femmes des districts de Verdun et de Clermont.*

HECQUET : *De l'obligation aux mères de nourrir leurs enfans.*

HEGMAYER : *De Fluore albo.*
HEURNIUS : *De gravissimis morbis mulierum.*
HOFFMANN : *De curâ partûs , modo enixi et lactentis.*
HYPPOCRATE : *De Morbis muliebribus.*

JACOB : *De Fluore albo.*
JUNKER : *De regimine recentium natorum.*

KOZAMER : *De securâ infantium valetudine.*

LANGIUS : *De recentium natorum regimine et de requisitis*
   *bonae nutricis.*
LASCOULX DE GERMIGNAC : *Variae positiones circà pae-*
   *darthrophiam.*
LINNÉE : *Amaenitates Academicae ,* etc.
LOW : *De Morbis infantium.*

MAURICEAU : *Observations sur les maladies des femmes*
   *en couche et des enfans nouveaux-nés.*
MERCATUS : *De Morbis mulierum.*
MERCURIALI : *De Morbis muliebribus et puerorum.*
MESSARIA : *De Morbis mulierum.*
MOSCHION : *De muliebribus affectibus.*
MOSITAN : *De Morbis mulierum.*

NICOLAS : *Le cri de la Nature , en faveur des enfans*
   *nouveaux-nés.*
NOZAMIER : *De Morbis recentium natorum.*
NUNNEZ : *De parto humano.*

PRATENSIS : *De parturiente et partu.*
PRIMEROSE : *De Morbis puerorum.*

RAMMAZINI : *De Morbis artificium ,* etc.
RANCHIN : *De Morbis post partum.*
REBOURS ( madame le ) : *Avis aux Mères.*
RHODION : *De parturientium et infantium Morbis et curâ.*

**Roche** (de la) : *Traité de la fièvre puerpérale.*
**Rose de l'Espinoy** : *Avis aux Mères.*

**Sennert** : *De Morbis infantium.*
**Schuster** : *De Fluore albo.*
**Staalh** : *De Morbis infantium.*

**Tergestini** : *De Morbis infantium.*
**Tissot** : *Maladies des enfans.*

**Varande** : *De Morbis puerorum, mulierum et infantium.*
**Valerus** : *De uteri Morbis.*
**Valesius** : *Commentaria in libro Hyppocratis de alimento.*
**Vandermonde** : *Essais sur la manière de perfectionner l'espèce humaine.*
**Velschius** : *Historia puerperarum,* etc.
**Victoriis** : *De aegritudinibus infantium.*

**Wans-Wieten** : *Commentaria in aphorismos Boeerhavii de Morbis infantium.*
**Wedelius** : *De Fluore albo.*
**Wolf** : *De Morbis parturientium.*

**Zacutus-Lusitanus** : *De lacte pro educandis infantibus eligendo.*
**Zuilhius** : *De quibusdam affectibus puerorum.*
**Zuinger** : *Curatio morborum puerilium.*

FIN.